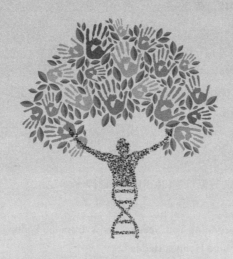

THIS IS CANCER

Everything You Need to Know, from the Waiting Room to the Bedroom

癌症来了怎么办

〔美〕劳拉·霍姆斯·哈达德 著　　魏瑞莉 译

U0232739

长江出版传媒
湖北科学技术出版社

图书在版编目（CIP）数据

癌症来了怎么办 / (美) 劳拉·霍姆斯·哈达德著；魏瑞莉译. —武汉：湖北科学技术
出版社，2021.7

　ISBN 978-7-5706-0514-9

Ⅰ. ①癌… Ⅱ. ①劳… ②魏… Ⅲ. ①癌－治疗 Ⅳ. ①R730.5

中国版本图书馆 CIP 数据核字(2018)第 231837 号

癌症来了怎么办
AIZHENG LAILE ZENMEBAN

责任编辑：林 潇　　　　　　　　　　　　　　　　　封面设计： 胡 博

出版发行：湖北科学技术出版社　　　　　　　电　话：027-87679468
地　　址：武汉市雄楚大街 268 号　　　　　　邮　编：430070
　　　　　（湖北出版文化城 B 座 13—14 层）
网　　址：www.hbstp.com.cn

印　　刷：湖北新华印务有限公司　　　　　　　　　　　邮编：430035

720×1000　　　　　　1/16　　　　　17.75 印张　　　　　200 千字
2021 年 7 月第 1 版　　　　　　　　　　　　2021 年 7 月第 1 次印刷
　　　　　　　　　　　　　　　　　　　　　　定价：58.00 元

本书如有印装质量问题　 可找本社市场部更换

作者按语

本书以我自己——一名相对年轻的癌症患者的经历为基础进行写作，旨在为癌症患者及其家人提供就医和生活等多方面的帮助。全书已由一位肿瘤学家对医学术语和相关内容进行了审阅。本书并不是要替代医学治疗和专业护理，而是作为补充，帮助癌症患者和家人正确面对癌症的世界。

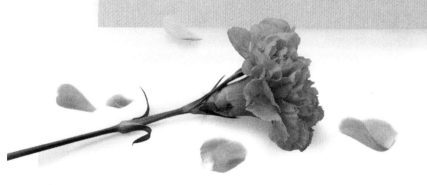

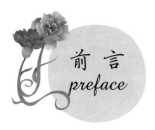

前言
preface

我是一名炎性乳腺癌四期的幸存者。我的身体曾经非常健康(经常练瑜伽,吃很多西蓝花),直到有一天我自己感觉不舒服,去医院检查时发现我的左侧乳房里有一个很大的肿瘤,癌细胞已经扩散到了我的淋巴结上,很有可能还扩散到了一根肋骨上。医生预计我大概还能再活三到五年,而当时我才37岁。在几位不辞劳苦的家人、一群技艺高超的医生和一种绿色化疗临床试验药物的帮助下,我活了下来。毫不夸张地说,我能活下来就是个奇迹,对此我充满感激。

每位癌症患者的经历都是独一无二的,但是就像本书中将会展示的那样,这场经历中的某些时刻是共通的。作为一个同样罹患癌症的病友,我希望通过本书帮助你走出慌乱和茫然。这里先简要介绍一下我的治疗经历。

我在2012年11月被确诊为炎性乳腺癌。炎性乳腺癌与其他乳腺癌的区别在于癌细胞的活动方式:炎性乳腺癌的癌细胞会堵塞皮肤中的淋巴管,导致乳房发红、肿胀。炎性乳腺癌是少见的扩散迅速的癌症,每年在美国大约有5000名女性会被确诊为这种癌症。要是你对我的更多患病细节感兴趣的话,可以看看我的癌症检测结果:雌激素受体(ER)为阳性、孕激素受体(PR)为阳性、人类表皮生长因子受体 −2(HER2)为阴性,并且我还被发现携带一种变异的乳腺癌遗传基因——乳腺癌易感基因 2(BRCA2)。我在确诊后两周内开始化疗。当三个疗程的多柔比星加环磷酰胺联合化疗失败后,我被告知,某种临床试验药物是我唯一的希望。我申请临床试验被拒绝五次后才得以进入一个二期临床试验。我最终进入的这个试验是非随机、无安慰剂对照的,用于测试一种叫作维利帕尼(veliparib,由艾伯维公司研制的。该公司是从雅培公司拆分出来的)的多聚腺苷二磷酸核糖聚合酶抑制剂(PARP 抑制剂)。该试验在美国加利福尼亚州杜阿尔特的希望之城医疗中心进行。为了参加试验,在连续六个月的时间内,我需要每周从加利福尼亚州北部赶到南部,接受化疗以及各种扫描检查和血液检查。我不得不把两个年幼的孩子托付给我的丈夫、母亲、保姆或者姐姐,托付时间为每周 1 ～ 3天不等,取决于每周的实际情况。这是一种精神和肉体的双重折磨。

有时候去希望之城医疗中心只需要进行血液检查,在我的身体状态好的情况下,检查完我就可以去机场回家了,但是有时候需要进行一个化疗疗程(使用健择或卡铂,或者二者兼有)。我还要记录一本试验药物日记,列出用药剂量、时间、有无副作用,并且要遵照严格的饮食和生活方式要求。财务和情感的支出也很高昂,医疗保险只报销治疗费用,并不能报销来回的路费。家人、朋友还有完全陌生的人赠送给了我航空里程积分、租车积分和酒店房间积分,他们还花时间陪我一起去就诊。治疗最终起了效果，肿瘤不断缩小，从而使我可以进行不保留皮肤的双侧乳房切除手术，我还做了预防性卵巢和输卵管切除手术，并切除了19个淋巴结。手术后是持续差不多三个月的密集放射治疗。一年后，我又进行了乳房再造术。

我在2013年8月做的手术结果为"切缘干净"。这个结果表示，医生在外科手术中移除了所有可检测到的癌细胞。一位外科医生跟我描述说，癌细胞就像分散的"星星"，外科医生的工作就是移除已经在目标区域扩散的那些"星星"。他们会尽可能地清除这些东西，但是可能会有一两个躲开他们视线的漏网之鱼。从理论上说，手术后我的癌症就"治愈"了。但是在医院，我将一直都是癌症四期患者，因为一旦给你的癌症按数字定级后，医生绝对不会给你"降级"，那个数字将会伴随你一辈子。我每三个月还要约诊我的肿瘤科医生，每年还要做三四次血液检查，而且余生里都要接受激素疗法。在服用上述的试验化疗药物两年后，我的肿瘤科医生让我停止服用（它已经完成了它的任务，医生担心长期服用可能会引发其他继发性癌症）。

在2012年11月接到医生的那通电话之后，我突然进入了过去一直忽略的领域——医学领域。我讨厌洗牙，更不愿意只套着病号服光着身子坐在候诊室。我过去非常害怕看医生，就诊时胸部会出荨麻疹，以至于医生立即就让我去做过敏测试。在去见全科医生之前，我身体已经不舒服几个月了，我感到左侧胸部疼痛，并且还注意到左乳房有些变化，但我把这些归结为带孩子太累了。在进行一个疗程的抗生素治疗后,医生发现没有效果,就推荐我去见一位乳腺外科医生——凯利医生。我当时完全没有想到可能是患上了癌症,因为之前大家都说"癌症是不疼的"。我甚至尝试推迟与凯利医生的预约,以便帮忙准备感恩节晚餐。最后,我勉强找时间去见了凯利医生,只想得到一个诊断结果。凯利医生在感恩节第二天早上 7 点钟打来电话,她先让我坐下来接电话,然后告诉了我诊断结果。凯利医生说,她本来想当面告诉我的,但是当时她在佐治亚州。

接完电话不到 1 小时,我和丈夫就开车赶往医院,以便让我尽快接受检查并开始治疗。我的病情恶化得很快,以至于我现在对大部分过程的记忆都很模糊。

在我被确诊之前,我对癌症世界完全一无所知,除了听别人说起、在文字中读到或者在电视上看到的那些片段信息,我甚至都不知道乳腺癌还分不同类型,癌症还分不同等级。确诊后我开始在电脑上写日记来做笔记,在有精力的时候写下我的担忧和沮丧(尤其是在化疗引发强烈失眠的时候)。我的丈夫和姐姐每次见医生时也会记录详细内容,但是我更渴望得到(除了冰镇柠檬水以外)的是他们的坦白相告——癌症患者很多时候会面对其他人的窃窃私语,还有加以掩饰的痛苦的表情,以及很多沉默的时刻。

在最初的几个月里,我跟护士、医生、放射科医师和癌症幸存者都谈过,但是我并没有听到对日常生活特别有帮助的内容。我想要听一听,或者看一看到底会发生什么:针头刺进腋窝会是什么感觉?当孩子问起我的脱发时,我该怎么回答?我可以吃哪些东西?化疗是什么感觉?放疗会对我的皮肤有什么影响?我没有乳房看起来会是什么样?我无比热爱制订计划和清单,然而对于癌症,这两样却一个都无法制订。我非常清楚地记得,在休斯敦的 MD 安德森癌症中心,我坐在候诊室的桌子旁,跟一位放射科医生交谈。我们当时是去寻求第二诊疗意见的。她看着我说:"这种情况真糟糕!没关系,你可以哭,也可以说出来,忘了什么粉红勇士吧,你得了癌症,这件事很不爽。"

那就是我渴望得到的——能够听到有人诚实地说出发生了什么。我感到如此孤独,如此孤立无援,我唯一想要的就是答案。在怀孕时、准备工作面试时、需要学习一门新的语言时,书籍都为我提供了帮助,在我的一生中,我总是借助书来寻找答案,但这一次却不再有效。在我刚刚被确诊后,我能找到的最好的材料就是阴郁的医院手册,标题写着"如何应对癌症",里面都是勉强挤出笑容的患者和其照顾者喝茶的照片。

我需要其他的东西:诚实、真实有用的、有时候又很好笑的声音;能够陪伴你,在你糟糕的时候能在你耳边友好低语的声音。这种声音能够指出你的癌症"新常态"的荒谬之处,能够帮你应对其他人似乎都在掩饰的令人不快的话题。它也是当你不知道对医生、家人、朋友"该有何期望"时可以聆听的声音。

当我刚被确诊为癌症的时候,我想象了好莱坞版本的生病的自己:头上包着头巾,腿上盖着毯子,胳膊上插着静脉输液管,几个护士围在我身边,家人给我支持和鼓励。我还是原来的那个我,只不过头发都没了,稍微有些恶心想吐。

但现实并非如此。

现实是一组医生、无数护士,没完没了的抽血检查、扫描检查、手术,无尽的困惑、沮丧和精疲力尽。而这才只是开始治疗的第一个月。

这个时候我知道了,在被确诊为癌症之后,生活再也回不到原来的样子了。我知道,你会期盼、祈祷一切能恢复原位,回到"常态",但是它们不会复原了。癌症会改变一切。

唉,我多么希望有人能在第一天就告诉我这些。我多么希望有人能给我一本书,用诚实、严肃或是幽默风趣的言语讲述这一切,这样就能为我节省很多时间,避免我受那么多的伤害。

我多么希望在我被确诊时已经有人写出这样一本书!

我的家人和我不得不在应对我的生命挑战的同时进行自我教育。我没有时间或精力去参加癌症患者互助小组(很多病友也一样)。我和家人朋友所做的调查、所了解到的真实信息、听到的几许建议,加上年轻的幸存者们的简短描述,我都一一记录下来,从而构成了这本书的主要内容。

这本书是我在癌症这个话题上要分享的所有内容:那些我听到过的、喜欢的言语;那些陪伴我支撑过所有医生面谈、身体遭受的病魔袭击的力量;那些帮我战胜作为癌症患者的糟糕感受的支持。如果你也是癌症患者,我想帮助你熬过这一切,熬过这段你有生以来经历的最荒诞、最令人沮丧的旅程。坦白说,我并不赞同"旅程"这个词,我更喜欢用"公路之旅"这个短语。想象一下,深冬时节,坐着大篷车横跨美洲大陆,前面是一头老骡子一步一步艰难痛苦地拉着车……旁边还不断有汽车呼啸而过。这是不是更像辛苦的癌症治疗之旅?

现在,距离我确诊已经过去了三年半,在我超出本应承担的癌症体验和其他患者故事的基础上,我汇总整理出了这本书。这是第一次得癌症的人迫切需要的书,也是我曾经迫切需要的书。

然而,本书并不是回忆录,或者"粉红丝带"组织编写的让你"去赢得战斗"的那种书。你可以把这本书塞进随身的包里,在未来无数次在候诊室里无尽地等待时,拿出来随便翻一翻,不需要从头到尾完完整整地看完。我希望这本书能让你微笑并感到释然,能感到"我也是这样的",希望在整个世界其他人都不明白你现在是什么感受的时候,这本书能让你感到被倾听。

这本书涉及的内容包括:

◎ 化疗的难受程度超过流感难受程度的一千倍,还会在你的嘴里留下挥之不去的化学制品的味道,持续数月。

◎ 当你的头发掉光之后,你的孩子可能不会正视你。

◎ 如果被告知临床试验可能会挽救你的生命,你会让自己经受无穷无尽的试验。

◎ 远离互联网,也不要让别人告诉你关于你的疾病的"他们查到的信息"。

◎ 你的身边会围满了关心你的人，但是你还是会感到寂寞，有时候还会感到孤独。

◎ 依地普仑（抗抑郁药）是治疗"心灵感冒"的泰诺。

◎ 如果没有整个团队的帮助，你将无法管理好自己的生活，而且癌症治疗持续的时间将会比你想象的更长。

◎ 始终要质疑，始终要坚持不懈。

概括而言，本书是一本按癌症治疗时间顺序写作的入门书，是一本"完全指南"型的参考书，可以帮你面对你不希望却无法摆脱的诊断结果。这也是一本你自己、你的亲人或支持人员应该放进"去医院要带的包"里的书，因为它会告诉你发生了什么事，并陪伴在你左右。系好安全带，我们出发吧！

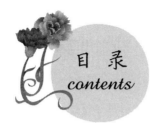

目　录
contents

第二部分　治疗 ／ *079*

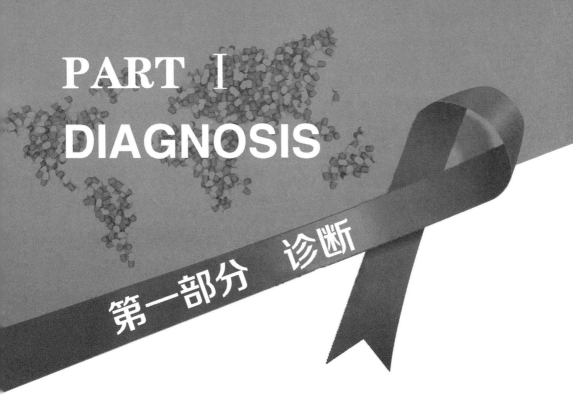

PART I
DIAGNOSIS

第一部分　诊断

第一章

欢迎来到"癌症王国"

　　你将会清楚地记住被确诊的那一天,就像有些人会清楚地记得"9·11"那一天或者肯尼迪总统被刺杀那一天一样。你会非常清晰地记得那天的每一个细节。我觉得那些记忆永远都不会消失。本章首先要谈论的,是那些告诉你确诊的消息、为你设计治疗方案的医生们。你可以把癌症治疗之旅想象成跟一个完全陌生的司机一起上车开始横穿全国的越野"公路之旅":你不确定对方喜欢什么类型的音乐,不知道他会不会晕车;他可能不愿休息,习惯连夜赶路,或者每小时都要休息一次。你的生命在一定程度上掌握在司机(这里是医生)的手上,因此出发上路之前,最好能了解一下他们。在没有接触你的医生之前,你不可能完全了解他们的所有"怪癖",但是我将尽可能告诉你该如何去了解他们。

　　本章还会介绍你将要进入的"新世界"的其他组成部分:护士、医疗中心、书面文件、候诊室。此外,本章还介绍了如何为支付治疗费用进行准备,因为这场"公路之旅"并不是免费的,最好在账单塞满你的邮箱之前,现在就能做好计划。

◎ 我的医生是上帝,我的医生是凡人 ◎

首先我要说的是,我一直都很害怕医生,坐在医院的检查台上时,我总是感到紧张不安。在那样的场景中再加上"肿瘤科"这个词和几位医学博士的话,你或许也会表现出我所说的医生紧张综合征。这种综合征的症状包括不告诉医生你的所有病症,不对他们的指示提出质疑,并且更担心他们的时间,而不是你自己的问题有没有解决。我从来没想过可以不喜欢我的医生,可以质疑他们的治疗方法,可以感到被他们的行为冒犯。我觉得我被指派给了这个人,他看起来很专业,别人也都很尊敬他,那么就让我们一起出发吧。

直到我的治疗出现了问题(肿瘤没有像预期的那样做出反应),我才发现,原来实际上我应该大声发言。我的时间很宝贵,如果有人应该感到不自在的话,也应该是医生来担心我的感觉。我的医生紧张综合征存在很多年了,却在被确诊癌症之后很短的时间内就痊愈了。我克服医生紧张综合征的原因是:我对周围环境越来越熟悉,了解了医学领域的情况,并且接受了我身处这种情况且将会持续一段时间的现实。

我还逐渐意识到,肿瘤科医生一般来说都不喜欢拥抱,即使是诊断结果非常不乐观,他们也不会过多流露个人情感,而且他们不一定会想听你谈论自己的孩子。我想找到一个像啦啦队员或斗士一样的肿瘤科医生,最终,在经过了好几次尝试之后,我的确找到了这样的人。找到合适的医生对你的治疗非常关键,不仅是医术方面,还有精神方面。医生不需要成为你的好朋友,但是他们应该表现出一些适合你的情绪和信心。你需要信任你的医生,跟他们在一起感到舒服,最根本的是跟他们在一起有安全感。如果不是这样的话,就要另找一位能够提供这种感觉的医生,你没有时间可以浪费。

把你的医生当成一个普通人很难,除非你是在医学世家长大的,虽然我觉得,只有这样才会提高患者和医生互动的舒适程度。有些医生会给你留下手机号,并且真的鼓励你给他们打电话,有些医生则只愿通过医院总机或护士转接与你联系(一位医生甚至告诉我,如果那个周末我有任何化疗带来的副作用,将无法联系到她,因为她"将在山上跟孩子一起滑雪")。

在你跟医生面谈时,注意一下这些细节:他们对待患者的态度、他们的工作人员(护理人员和前台人员)的态度。你将要去他们那里很多次,因此如果他们表现得好像在帮你的忙一样,就换个医生吧。选择医生还要考虑他们是不是专家或研究员,专家在某个特定癌症类型方面的知识要比普通肿瘤科医生多,研究员则更熟悉新的治疗方法和药物疗法等信息,但是研究员的时间可能比较有限(他们会花更多时间在实验室,看诊的时间更少)。专家跟普通医生不同,他们不会每天都在诊室。他们通常有手术日或研究日,然后是坐诊日,用于门诊(如果他们当天要查看住院患者的情况,或者在城市另一头的实验室的话,他们可能也会晚到)。问问你的医生,看他哪天门诊。另外,如果你在较大的医疗机构接受治疗,你需要通过一名工作人员来预约所有的就诊时间。他将会协调你跟肿瘤科医生的不同预约,有时候还能帮忙协调不同科室的预约,这样你就能一次多解决几个问题。

如果你想约的医生约满了,不能接纳你的话,首先要请工作人员推荐别的医生。其次,要不断尝试。我认识的一个患者曾经被告知,她想约的医生那里没有号了,但是她经常给那位医生的办公室打电话,那位医生最终答应通过视频电话提供咨询。这也是熟人关系发挥作用的时候:给你认识的、一起工作的、一起去健身房或教堂的人发邮件,看看是否有人认识你希望预约的医生。

在就诊的时候,不要羞于提问,要让医生解释任何你不明白的内容。你必须参与这场"公路之旅"(你可能不是开车的那一个,但是你可以在后座大声呼喊)。虽然这听起来把问题过分简化了,但是提问通常是克服医生紧张综合征的最佳方法。通常医生要么

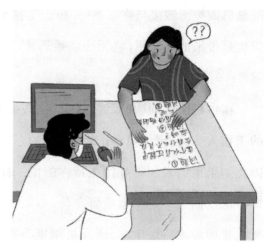

在就诊的时候,不要羞于提问,要让医生解释任何你不明白的内容

会给出一个总体概述("这个化疗疗程之后,你会感觉恶心"),要么就是复杂得要命的医学说明("邻近肋软骨结合处的左前第四肋骨的溶解成分减少")。如果你不明白或者没有了解到足够的信息,尽管开口问!

让我们以抛弃"看医生"这个词作为本部分的结束。你不再是"看",

而是正式成为了"癌症王国"的一名居民。

美国最好的肿瘤医院

"最好的肿瘤医院"是个使用过度的词组。你得的是肺癌、结肠癌，还是鼻旁窦癌？对你来说，"最好的医院"就是最熟悉你所患的特定癌症类型的那家医院。让包括医生和患者在内的其他人推荐（而不仅是从互联网获得建议）是最好的第一步。当然，如果你本来就擅长查询信息，你可以查看美国新闻与世界报道网站发布的年度"最佳肿瘤医院"名单（这并不是万无一失的专业信息，只是一个信息来源）。

除了医院的声誉，还要考虑的其他因素包括地理位置（你是否能轻松抵达，还是需要举家搬迁？）和规模（通常大的医疗中心能够与离你较近的小医院配合进行治疗）。一般而言，大型医疗中心比一个月只接纳一两个患者的小医院拥有更先进的治疗备选方案。还有，要考虑治疗中和治疗后的支持服务：有些医院会给本地患者提供替代疗法和社会服务。这些都是需要问清楚的问题。

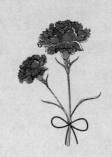

◎ 护士：是天使？是恶魔？还是普通人？ ◎

噢，护士，我非常爱你们，不过有时候你们让我感到沮丧。你们给我安慰，给我加药，给我建议，但是有时候你们也会变得刻薄、喜怒无常。我经常感觉像是在跟一个三岁的孩子打交道，有时候护士满面笑容，有时候她们也会尖叫："你又不是我老板！"总体来说，护士是能提供支持的、很棒的照顾者。不过,跟护士打交道,做好准备工作总是件好事,第一次见面先送上笑容绝对是个好主意。

语言障碍

当你或你的亲人在应对癌症时,你们需要学习一门全新的医疗语言,如果你本来说的就不是英语,在美国就诊的挑战可能会加倍。不要犹豫,要提出笔译和口译协助的需求。这并不是非分的请求,根据2015年美国人口调查局的一份报告显示,全美目前在家庭使用的语言至少有350种。医院、医疗中心和健康维护组织(HMOs)都有自己的语言服务机构,不过你可能需要联系你所在的城市或区县咨询本地的语言协助服务(美国联邦法和州法都要求为所有患者提供医疗翻译)。

跟癌症世界的大部分事务一样,联系语言协助服务越早越好:打电话预约挂号时就告诉接线员,你需要笔译或口译服务,同时还要告诉前台工作人员、护士和医生。医疗界把需要语言协助的患者称为"LEP(英语能力有限的人)",并且会把这一条加到你的病历记录中。

医院中的翻译通常被称为医疗翻译或医疗语言专家(有时候医院会使用兼职人员,需要提前跟他们约时间)。充分了解医疗问题对患者而言非常关键,尤其是跟处方药物相关的信息。根据《新英格兰医学杂志》,有充分的证据表明,语言问题是美国医疗健康的障碍之一。有些州对医疗翻译的认证有严格的准则,不过每个州的情况都不同。

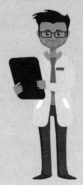

在这场"公路之旅"中，你将会遇到很多不同类型的护士，包括肿瘤科护士、从业护士、进阶专科护理师、注册护士、护士助理、临床专科护理师、护理麻醉师、护士引导员、护士案例经理、执照实践护士和外科护士。

他们有着各自的分工，而你需要了解其中的细微差别。急诊室护士的工作跟负责药物试验的临床护士的工作完全不同，而肿瘤科护士的工作跟术后恢复室的护士的工作更是截然不同。护士们需要照顾到非常多的细节：解释某些流程，调剂处方，检查手术伤口，并大体上充当你和医生之间的中间人。记住，护士一直在那里为整个团队提供支持，包括你在内，她们一般比医生更有时间来仔细查看与患者生活质量相关的问题。你可以跟她们聊聊，随便问问，她们通常拥有普通人很难获得的见解和知识。

当我在这场"公路之旅"中颠簸前行，跨越一个又一个坑时，在我需要快速得到一个问题的回答，需要一个富有同情心的倾听者，需要一点儿鼓励或者转移注意力时，都会有能理解我的护士。放射科护士善良又体贴，当我给她看我身上出现的皮疹时，我觉得她都快要哭了（她还会毫不延迟地给我回电话，即使是她休息的时候）。"整形"护士在向我的乳房组织扩张器中注射生理盐水时，总是会跟我聊天，尝试让我转移注意力，不再关注插入我原先乳头所在的位置的注射器。希望之城医院的肿瘤科护士在我最后一天去输液时对我露出了灿烂的笑容，并给了我一个拥抱，在我走出治疗室时还跟我击掌庆祝。

我建议带一些食品作为礼物送到护士站：曲奇饼、比萨、椒盐饼干，或者是一箱爆米花，尤其是在你入院的时候。就像生活中的其他事情一样，态度粗鲁对你没有任何帮助。护士只是负责给药的人，但是如果你吃了药还是感觉疼痛的话，要做好争论的准备，尤其是半夜在医院的时候。这是因为，任何与药相关的问题，护士必须联系医生弄清楚或得到用药许可，而她们也许并不想在半夜打扰医生。医院并不一定能保持很好的工作交接，因此当护士换班后，你可能需要向下一位护士从头解释和描述你的症状。做好准备重新讲一遍你的问题。

◎ 书面文件：癌症患者的"护照" ◎

当你前往医生的办公室或医疗中心时，要随身带支笔。虽然医疗记录已转成电子文档形式，但是在确诊之后，你依然还是要填写很多页的文件。这些都是书面文件，有的长，有的短，有些跟金钱相关，但大部分都是病史。如果你的医疗保险是通过凯萨医疗机构（kaiser permanente）这样的健康维护组织来处理的话，你很有可能只需要填一次表格就够了，因为医疗信息一般都是整合的。

纸笔（和电脑）书写跟血液检查一样，是癌症患者的家常便饭。无穷无尽的表格会让你头晕眼花，患者资料表、免责声明书……在精神状态好的时候，我试过仔细阅读每页纸上的内容，有些内容会令人担忧。假如你身体或精神状态不好，要确保有人陪着你仔细查看这些表格。

准备一份包含最常见的问答备忘清单很有帮助：你使用过哪些药物（包括处方药和非处方药）治疗；是否存在过敏反应；是否有不良反应；有什么样的症状；女性患者上次经期开始的日期；中风或糖尿病等重大疾病的家族病史；你已经就诊过的医生的姓名和联系信息（你还可以加上血型、正常血压等细节信息）。你将会一次又一次接过带夹写字板，你也许会说你已经填过手里这张表,但是抗议是没有用的。最好的做法是借助你的备忘清单,填好表,然后交给前台。

对我来说,最吓人的一次填写书面文件的经历是在希望之城医院开始临床试验的时候。一位工作人员带着我和家人进入一个装修得像是银行办公室的房间:深色木质镶板,优质长毛地毯,角落里摆着一盆绿油油的植物,桌上摆着皮质记事簿。然后就开始了文件填写工作,还要用一支大黑笔在无数页上签字(如果你要加入一个临床药物试验项目,还会有更多各种各样吓人的附加条款需要签字)。如果不是我本来就清楚的话,我还以为我刚刚得到了一笔抵押贷款(我也算是得到了,只不过得到的是绿色的化疗小药片)。能到那里接受治疗,我非常激动,但是签文件的过程却是一次超现实的经历。

还有一些书面资料是你必须随身携带、每次看诊时都要出示的。就诊时必带的三样东西是:你的病历卡(大多数较大的医院和医疗中心都会在首次看诊时发给患者)、你的医保卡(如果适用的话)和你的身份证或驾照。

◎ 候诊室:癌症患者的新活动街区 ◎

候诊室将会成为你的新街区和新咖啡店。无论你得病之前最常在什么地方活动,以前待在那些地方的时间现在都会被用在医生的办公室和医院的候诊区。

候诊室有两个等级:外面的候诊室和里面的候诊室。外面的候诊室就像候机区域一样,而里面的候诊室则相当于登机后不受干扰的座位。

里面的候诊室并不是脱离等候完全自主的状态——飞机尚未起飞，可一旦进入这个房间，你离成功又近了一步。在里面的候诊室等待期间，你身上要换上一件布质的或纸质的病号服。你仍需要在里面的候诊室等待，并且不知道要等多久。最糟糕的一次，我在里面的候诊室等了将近3小时（我的父亲从小就培养了我去哪儿都带着阅读材料的习惯——书和报刊，这帮我熬过了很多等待的时间）。一定要带上自己的读物，虽然里面的候诊室的阅览架上提供的杂志一般比外面的好看一些，但是这一点并不能保证。

还有两种次一级的候诊室：一个用来等待见医生，一个用来等待手术或输液。我等的时间最短的一次是做放射治疗。在放射治疗时，一般等待时间都很短，因为放射治疗对患者治疗时长要求很精确，所以患者一般会被安排在确切的时间接受治疗（更多关于放射疗法的信息，参见第四章的"放射治疗入门"部分）。

医院普遍的官僚作风的表现之一就是每位特定医生的候诊时间：有些医生是出了名的会延迟，有些医生则是出了名的准时。在我的肿瘤医院的候诊室有一块很大的白板，上面列出了每位医生的名字以及各自的平均候诊时间。我喜欢这种做法，至少你可以去买杯咖啡，或者去街上走走，而不是坐在候诊室里越等越烦（也许还能说服前台，让他们记下你的手机号码，在快要轮到你见医生的时候打电话通知你）。

对我来说，不同医院的候诊室最大的不同之处就是它们提供的不同娱乐方式。有些医院配有平板电视和当年度的最新杂志，甚至还配有无线网络。有些医院则只放着破破烂烂的十年前的杂志，还有跟监狱里一样用螺丝固定在墙上的电视,而且还没有声音。有些医疗中心有公共图书馆,一般提供的都是惊险小说和爱情小说,患者和家属可以借阅(相当于癌症书友会)。当你走进医院前门时,可以问问咨询台的志愿者这里有没有公共图书馆,他们通常了解各种信息,并且会热情地向你介绍医院的一切。

至于饮食,有的候诊室准备有饮水机、咖啡、茶,甚至还有果汁,有些则只有单独的饮水喷头和一次性塑料杯。以防万一,你最好带个大水杯。有些候诊室摆着宽大的椅子,宽大到让人以为是专门设置的优先座位,而有些候诊室的椅子非常少,少到每当有人站起来去洗手间或餐厅时,大家都像玩抢椅子游戏一样去抢。有些患者会自带食物,如果你的嗅觉很敏感,就找个大厅边上的座位。尤其要注意那些带来了"自助餐"一样丰盛餐饮的患者,我曾经在大医院的候诊区域见过有人带来媲美宴会餐的盛宴。当你打包零食的时候,要记住,打包的食物应该在常温下能存放几小时,打开时不会有难闻的气味,并且比较方便在别人面前吃(避开带壳的瓜子和花生)。当你病得很严重时,没有什么事情比听着、看着别人剥壳吃花生更刺耳烦躁了。不要对你的病友们做那样的事。

候诊室的基本节目就是等着听到你的名字被叫到。这就像个奇怪的游戏节目:当门打开,一个护士出现时,所有人都会绷紧神经,身体前倾,听着是不是叫自己的名字。有时候因为等待时间太久了,你可能会应答护士叫到的任何名字。"芭芭拉·郎在吗?"护士叫道。而你,简·史密斯,却忙不迭地大声回答:"在,在,我就是!"

护士一般会叫每个名字三次,如果没人应答,就会叫下一位患者,这种体验就像等待机票改签一样。你的肾上腺素升高，眼睛四处转动，判断着竞争的规模。这种感觉非常奇怪，因为从逻辑上来说，你们都是为了同一个原因去那里的，而医生最终会见你们每一个人。但是不知怎么地，前后 20 分钟的差异带来的压力占了上风，尤其是当你这一天过得很糟糕的时候。对我来说，20 分钟意味着我可以提前离开医院，做一些比被针戳来刺去更有意思的事情，或者能早点到机场，搭更早的飞机回家。

候诊室也存在某种等级结构。无论你去哪里接受治疗，总会有这么几种人物类型：总会有一个病得最严重、在这里待得最久的患者，喜欢谈论自己的身体状况，并掌握话语权（我把他们称为"蜂王"或"国王"）；有的患者则带来一群亲戚，占去一半座位；有的患者嗜睡，还经常打呼噜；有的眼睛像黏在了手机上；有的把 iPad 音量开到最大，不戴耳机；还有的沉迷电视，对外界发生的事情充耳不闻，尽管电视连声音都没有。

◎ 癌症术语 1：翻译指南 ◎

在医院的"癌症王国"使用的是另一种语言。以下是你在这场"公路之旅"中会反复听到的一些肿瘤世界的基本对话，以及它们的真正含义。你可以把这当成一份翻译指南。

医生："我有点担心。"
意思：他非常担心，处于焦虑的边缘。

护理人员："医生一会儿就会来看您。"

意思：医生大概两三小时以后会来看你。

医生："这种药应该能够缓解病痛。"

意思：你可以先试试这种药，但是咱们都知道，你明天就会给我打电话，因为它要么没有效果，要么会让你呕吐。

患者："这个药没有效果。"

医生："不应该啊。"

意思：你确定你服用了正确的剂量吗？

医生："我需要你三周后来复诊。"

意思：马上开始给我的预约员打电话，祈祷你能约到三周后早上7∶46的号，实际上10∶45才能见到我，但到时候我们可能还是没有定论。

医生："你可能会感觉到有些不舒服。"

意思：这可能会疼得要命。

医生："我需要你为了血液检查而禁食。"

意思：在针头扎进你的胳膊之前的12小时内，任何形式的食物都不能进入你的嘴巴，所以你需要远离厨房，或者坐在车里，闭上眼睛，试着不要想象黄油牛角面包这些好吃的东西。

验血工作人员："电脑软件出了点问题。"

意思：我必须给住院医师打电话，然后他们再打给别人，别人再打给其他人，可能要花30分钟才能找到了解情况的人，所以你就找本杂志先坐下等吧。

肿瘤科医生："你需要参加一个试验项目。"

意思：常规化疗方案在你身上没有效果，你需要找到一个非随机、非安慰剂对照的药物试验项目。而且，你剩下的时间不多了（我就有这样的经历，不过有些患者寻求试验项目是为了防止复发或其他原因）。

医生："测试结果是阴性。"

意思：这是个积极正面的好事、好消息（我发现，你的态度得是积极、阳性的，测试结果却要阴性的）。

◎ 癌症的花费：医疗费用、服务费以及其他费用 ◎

得了癌症非常花钱。就是这么直接，没有其他说法可以表达。希望你有积蓄来支付，或者你有医疗保险可以支付一大部分费用。如果这两样你都没有，也不要感到绝望，有很多方式可以寻求帮助，所以不要让金钱方面的担忧阻碍你对治疗的关注。癌症治疗包括上百次就诊（通常还有住院）、实验室检查，以及其他医疗检查，这会带来几千到几万美元，甚至是上百万美元的医疗费用。美国卫生保健和质量管理局的一项研究发现，2011 年美国用于癌症治疗的总支出为 887 亿美元，其中约一半费用用于门诊和诊所就诊，35% 为住院费用，11% 为处方药物费用。

如果你有医疗保险

医疗保险是一个极其复杂的话题，我在这里无法做全面的介绍，下面提供一些基本信息。医疗保险的支付方式有两种：（1）通过你的医疗保险公司，在这种方式下，你需要支付保险费、共付额和免赔额，而保险公司则向医疗服务提供者(医生、医院、实验室或其他医疗服务提供者)支付余下的费用;(2)你直接与医生或医院结算,然后找保险公司报销。

在购买医疗保险时,很少有人会阅读附加条款,但是你应该了解你的保险单的所有细节。如果你不想处理细节问题,可以签署你的保险公司的医疗披露豁免单,这样你的配偶、家人或其他委托人就可以代表你跟保险公司联系。

如果你需要预付费用,还要自己处理账单的话,我强烈建议你找一个家人或朋友来帮忙。你确实没有精力一个人处理几乎每周都会从保险公司、医院和实验室发来的账单。我觉得这些来自保险公司的通知是非常有意思的书面文件,上面用粗体字写着:"这不是账单。"它的主要目的就是告诉你他们即将发来一份账单。跟踪记录所有这些书面文件需要集中精力,并具备一定的组织能力,可你经历化疗、放疗或手术后的剧痛时,这两个条件你一个也不具备。用三孔活页夹来整理文件,或者在电脑上创建一套整齐有序的文件夹保存文件电子版,这对保持所有文件的条理性非常关键。要保存医疗信息的文件,检查、手术和就诊的记录,还有账单和保险记录的文件。要把财务相关的活页夹与你的医疗活页夹相对应,并在里面保留你自己的诊断影像文件,包括医疗中心给你的扫描结果、就诊总结和实验室结果。

你可以并且应该要求保险公司给你指派一名案例工作人员或案例经理,让他帮助你管理你的案例,也就是那些账单、共付款和表格——即将产生的堆积如山的书面文件。遇到问题,或者面对医生或医院带来的障碍时,能通过电话(或者电子邮件)来向一个知道姓名的人求助,这很令人安心。

要记住,有些医疗诊所和医疗中心会在你就诊之前就要求提供保险证明,如果你还没有得到预先授权许可,他们会要求你在预约当天就付款。因此,准确了解你的保险赔付范围包括哪些内容,以及共同支付、转诊手续和必要的授权等方面的规定至关重要。

你的医疗保险单:附加条款

在确诊后,你需要立即找出你的医疗保险单中的一些细节问题(给你的保险卡背面的客服热线打电话是找到解答的最快办法)。

• 你的医生提出的手术或治疗方案是否需要预先授权或预先核准?如果治疗方案被否决,你需要做好准备整理更多材料申诉(最好能让你的医生也参与其中)。

• 如果你的保险方案是按服务付费(也就是损害赔偿方案),年度扣除额是多少?自付率是多少?

• 第二(如果需要的话,还有第三)诊疗方案的花费是否能报销?

• 如果你正在考虑参与一个临床试验项目,你的保险方案可以报销哪种类型的后续护理?（更多关于临床试验的信息,参见第四章）

还有一些美国联邦法律要求医疗保险公司支付特定手术的费用。比如,1988年通过的《妇女健康和癌症权利法案》要求,提供乳房切除术保险的团体健康计划和医疗保险公司,必须支付乳房切除术后的乳房再造术费用。不过,这并不适用于医疗救助和医疗保障的接受者。更多关于乳房切除术后的乳房再造术的信息,参见第四章的"乳房再造术"部分。

你可以从美国劳工部劳工福利安全局的网站（http://www.dol.gov/ebsa/publica-tions/whcra.html）了解《妇女健康和癌症权利法案》的详细信息。

如果你没有医疗保险

不用说，当医生向你提供一种也许能挽救生命的药物时，你的第一个问题不应该是"要花多少钱"，而是"我怎么才能得到它"。最开始就诊的花费或许不多，但是费用的确会很快积少成多（做好准备，你不仅要支付药物的费用，还有机构费用、医生服务费用和用药服务费用）。即使你痊愈回家，账单可能还会继续产生：在最后一次治疗之后的后续复诊和检查可能会持续至少六个月，还有可能持续数年。

即使你面临着似乎庞大、疯狂、无法应对的医疗账单，还要知道，有很多很多机构和组织——非营利组织、基金会以及其他类型的机构——可以帮助患者准备、处理（有时候还会直接支付）癌症的治疗费用。有些机构会帮助患者制订财务计划，有些机构则会帮助解决癌症治疗相关的费用，例如路费或儿童托管费用，还有一些机构会直接帮助支付治疗费用。有些医疗中心为帮助有需要的患者而专门设立了捐赠基金，就像大学助学金和奖学金一样。这些帮助项目都在那里，你只需要了解如何获得它们。

至于提供社会工作服务的人员或拥有持有执照的社工人员服务，有些医疗中心可以以优惠价格或不收费来提供（如果你病得太严重或者住得太远，无法前往医疗中心，他们甚至可以通过电话为你提供帮助）。这些服务包括以下方面：

- 申请短期或长期残障证明。

- 了解你的医疗保险单。

- 找到你可能符合条件的救助资金或项目。

很多基金会和项目都为地区范围内的患者提供资助，这里无法一一列举。比如，Firefly Sisterhood 是一家非营利组织，为明尼苏达州的乳腺癌患者提供帮助。在华盛顿，Whitman-Walker 健康中心的 Mautner 项目为被确诊为癌症的同性恋群体成员提供直接救助，包括提供接受治疗所花的路费、患者引导服务及其他协助（参见"资源"部分，了解更多类似的项目）。

癌症的隐藏费用

对癌症患者来说，除了医疗费用以外，还有多项随机（而且通常是意料之外的）费用。同时，也有很多非营利组织可以帮助解决这些具体的费用，参见"资源"部分了解更多信息。

以下是一个简单的费用清单，可以帮助你做好准备：

- 停车费。停车费可能会成为一项不菲的开支。问问你的医生，看你是否符合申请临时残障停车牌的条件，这样你就可以低价或者免费停车。临时残障停车牌的办理流程非常简单：医生填一份表格，你带着去当地的车管局就能得到一张停车牌，一般有效期为六个月。如果到达医院前，你只需要走一条街而不是十条街，对你而言会是极大的帮助。当你的身体因为放射治疗而疲惫酸痛时，能少走十步都很重要。这个停车牌也许还能让你得以在城区停车位或机场低价或免费停车，一定要问问停车场管理员。

- 出租车费、汽车服务费、过路费和公共交通费用。

- 油费，尤其是当你需要开车去很远的地方接受治疗的情况下。

- 非处方类药物的费用，包括药膏和绷带。

- 药房递送费用，当你需要送药上门的时候。

- 在医院的饮食费用（尤其是当你长途跋涉去接受治疗的时候）。

- 获取医疗记录所需的费用。

- 医疗康复用品，例如淋巴水肿弹力袖套或弹力袜。这些通常可以在药店柜台里购买，然后由你的医疗保险公司报销，但是预付的费用可能会很高。比如，一副淋巴水肿弹力袖套的价格大约是 200 美元。一定要让你的医生给这些物件开个药方。

- 如果你要接受化疗，还会产生假发、帽子和围巾的费用。

- 儿童托管的费用。

- 物理治疗的费用，保险通常不会全部报销这些费用。

- 心理治疗或精神治疗的费用，保险通常也不会全部报销这些费用。

- 替代疗法如脊椎按摩、针灸或催眠疗法的费用。你可能会用它们来帮助减少治疗的副作用。

- 为了方便治疗或康复而购买服装的费用，例如前开扣式上衣、松紧带裤子，或者如果你感觉脚发胀，还要买新的鞋子。

• 食物的额外花销。如果没有朋友给你送吃的，而你又不想做饭，你很有可能会点外卖。还有，如果你的治疗影响到你的口腔或吞咽能力，导致你只能吃流食，你需要一台食品加工器或搅拌机把食物打碎。

如果你使用信用卡来支付癌症治疗相关的费用，很容易就会负债累累。如果你需要信贷咨询，可以联系美国国家信贷咨询基金会（www.njcc.org）。他们免费提供管理信用卡账单和支付方面的保密建议。参见"资源"部分，了解更多提供信贷咨询或资金援助的机构组织。

◎ 第一诊疗意见 ◎

当收到癌症诊断时，并不是所有人都会寻求第三方医学意见。不管你是否选择去做，你都要知道，这是由你决定的。这时候，你不必担心会伤害谁的感情，或者卷入医院之间的纷争，这是你的身体，你有权向尽可能多的医生咨询。

通常情况下，当你得到第一诊疗意见或诊断后，肿瘤科医生会在每周召开的肿瘤联合讨论会上跟团队同事商讨（一开始我以为患者也会被邀请参加，并且还有可能提供茶点，其实并非如此）。大部分肿瘤科团队有四五名专科医生，专注于某种癌症类型，还包括一名肿瘤外科医生和一名肿瘤放射科医生。这些医生会讨论病例和治疗方法，并制订治疗方案。然后负责你的病例的肿瘤科医生会在检查室跟你会面，来传达诊治信息。他会和你认真讨论检查结果，并讲述治疗方案。找个人陪你一起参加这次会面（你的丈夫／妻子／家庭成员），让他握着你的手，并做好笔记。即使医生说他会为你写下这些内容,还是要记下医生说的所有内容。书面记录很重要,尤其是在你刚刚确诊,需要收集整理所有信息的时候。

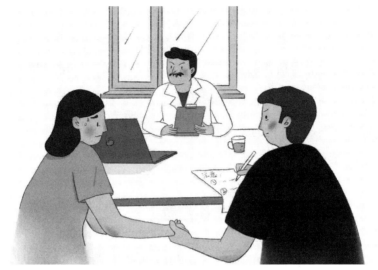

找个人陪你一起参加和诊治医生的会面,让他握着你的手,并做好笔记。
书面记录很重要

肿瘤科医生一般会专注于目前最迫切的治疗。比如说,如果你需要先后进行化疗、外科手术和放疗,他会详细地告诉你化疗方案,然后把你打发到外科医生和肿瘤放射科医生那里,去探讨他们各自的具体方案。如果不是马上要做外科手术,外科医生会告诉你简短的细节,然后随着你的病情发展,在外科手术日期已经定下时,再跟你约时间进行更详细的讲解。在确诊后,我跟外科医生简单谈过一次,可能要做手术这件事比其他任何事情更让我害怕。后来的八个多月,我都在担心手术的问题。

在此时间段,我强烈建议你避免上网搜索,这一点我怎么强调都不过分。上网搜索关于你的病情的信息最后只会让你大哭不止,除非你刚好有医学背景,比如你的另一半是医学教授,或者你可以访问医学图书馆。就算是这样,我也建议你不要这么做。因为网络上的各种负面信息都可能会让你联想到自身,引发担心和害怕。这条建议也适用于那些试图通过查找你的诊断信息来"帮助"你的朋友们。没错,知识就是力量,但是你需要通过那些值得信赖的资料来源来进行自我教育。这是我现在还活着的原因之一,我的姐姐也不断提醒我这一点。我们当时完全不知道还有什么备选方案,但是我的家人找到了一些专业人士,他们不断推进,直到我们发现一线生机。

◎ 第二诊疗意见 ◎

如果你认定自己需要再次确认诊断结果或者寻求其他治疗方案,就可以选择寻找其他医疗机构的意见。如果你得的是不常见的或者恶性程度较高的肿瘤,并且你的医疗保险可以报销这部分求医问诊费用的话,就更应该如此了。不过,保险公司在这方面的规定各式各样:比如,美国健康维护组织(HMOs)通常不会支付患者在非指定医院问诊的费用,而有些保险公司则要求在开始治疗前获得其他诊断意见。记住,你总是有时间来寻求其他意见的,这是你的疾病,你对将要发生在你身上的事情依然有发言权。是否要获取其他意见是个人选择,但是如果经济条件或地理条件是阻止你寻求其他意见的唯一阻碍,就要想办法去解决。有很多机构可以帮助解决费用问题,现在众筹也已经成为筹集治病资金的一个选择。参见"资源"部分,查找能够帮助患者获得其他诊疗意见,以及帮助解决必要的旅行开支的机构组织。

在你找其他医院或医生寻求建议之前，要做些调查。我的家人当时做的最重要的调查就是询问周围认识的人，了解各个医院和医生的声誉。如果在这个领域有知名医生，要尝试跟他们取得联系。打电话、发邮件、发传真——想尽一切办法来联系他们。最坏的结果也不过就是被他们拒绝。

不过要注意，当你的主治医生或肿瘤科医生得知你要寻求其他意见时，可能并不会很支持。这一点让我很震惊，我是在和命运抗争，他们竟会以各种理由阻挠。我非常清楚地记得，我的丈夫和姐姐曾经给我的肿瘤科医生办公室打电话，试图得到我的病历资料，却遭到极力反对，就像我们是在请他们帮什么大忙一样。当我亲自跟他们电话沟通时，依然很费劲。这真是令人难以置信，并且令人苦恼，也不是开始这场"公路之旅"的愉快方式。

做好准备，获得其他诊疗意见需要重新进行一整套扫描、血液检查和其他各种检查，基本上就是在另一家医院从头再来一遍。你还需要带着所有的原始检查结果和病历资料。在和医生见面之前，先列出要问的问题，包括让医生核对原始病理和诊断，并解释治疗方法的差异。

还要注意，其他医院提供的第二诊疗意见有可能跟最初的意见不一样，但这也是益处所在。不同医院在研究水平和人员水平方面可能天差地别，这很正常。比如，在某个手术的实施方法上，刚招进一名学过最前沿技术的医生的医院跟一般医院可能完全不同。医院的大小也会存在影响，小的乡镇医院的仪器设备可能没有大的城市医院的仪器设备那么先进。在放射医疗方面更可能会出现这种情况，在我被确诊之后，一家医院的标准流程是在患者身上的对应区域画上一个小点,作为以后治疗的标记,但是另一家医院的医生告诉我,他们"已经不再这么做了"。

第三诊疗意见也是一个选择。再说一次,如果你得了罕见的癌症,或者被诊断得了这样的癌症,寻求第三诊疗意见很常见。你需要另外再带上一套病历记录和扫描结果,不过还需要在第三家医疗机构完成另外一轮的检查和扫描。

我跟医生的所有见面和会谈都有家人陪着,他们还替我做了笔记。对我来说,听取不同意见时,最困难的时刻就是几位医生的意见不一致的时候,要决定听取谁的意见会让人很难抉择。有一次,当面对两个不同城市的医生的两种意见时,我问我的肿瘤科医生:"如果我是您的女儿,您会让我怎么做?"当他告诉我答案时,我按照他的话做了选择。

医学摄影通常用于整容或皮肤科等专业。有些大医院有医学摄影师来拍摄你患有癌症的身体部位(在我的情况中,就是我的胸部),作为检查的一部分。这个检查让我完全措手不及:乳腺癌的照片拍的是脖子以下——目标是拍摄患癌区域,而不是你的面部——但是当摄影师走进检查室,让我脱衣服时,我还是大吃一惊。摄影师是女的,但是我依然很吃惊。我很愿意配合,因为我知道这些照片可能对医生和其他患者有用,但是如果能提前被告知需要脱衣服,我会感觉更好一些。你可以询问这些照片将会被如何使用,如果对此有任何疑虑,可以签署声明放弃摄影。

◎ 处理好工作和患癌的关系 ◎

发现自己得了癌症本来就已经够难受了,不过当你发现治疗也许会影响你的工作时，这会更让人害怕。即使是最基本的事情，比如说告诉你的老板，都可能会让你极度不适。这个话题内容很多，值得用超出本书能够提供的更多篇幅来讲述。下面简单列出一些指导原则，希望能帮助你度过最初的心理恐惧，让你对生活的这个部分多一些信心，能更专注于自己的治疗。

　　首先，告诉你的老板或上司。你不需要说得非常详细，但是要准备好用冷静的声音进行概述。如果你的工作对体力要求不大，你也许能够继续工作。在你看到自己的身体对治疗的反应之前，要保留继续工作的可能性。如果你保留工作岗位的请求被老板或上司驳回，或者你对患癌者的工作权利相关问题不太清楚，可以咨询劳动与就业方面的律师（有些法律援助是面向癌症患者的，参见"资源"部分）。在美国，患癌的就业人员受到《残疾人法》和 2008 年通过的《残疾人法修正案》的保护。这种保护受美国公平就业机会委员会的监督。美国公平就业机会委员会的网站分别列出了雇员和雇主相关权利的详细信息（参见"资源"部分，了解更多信息）。

　　当你告诉老板你被确诊的消息后，可以要求与公司人力资源部门的工作人员面谈。如果你在一家大公司，他们也许会指派一名人事人员全程与你对接。该人员应该仔细查看你的所有权益，比如你已经累积了多少天病假和年假，有多少天无薪休假和带薪休假可用。他们还应该审查你的医疗保险单（你到时需要跟医疗保险公司再次审查一遍）和你的退休金账户（如果你在工作期间已开设的话）。你要确保把所有的书面文件准备好，以便你的配偶和孩子都能被包含在你的人寿保险和其他权益保障方案中。更多关于你的照顾者休假照顾你的权利,参见第三章的"照顾好你的照顾者"部分。

关于癌症和工作,你需要记住的一些事项:

• 如果你属于工会成员,要联系你的代表,了解属于保障范围的医药,以及相关的职业保障政策。

• 跟你的同事谈论这件事可能会有些复杂,你可以选择不告知他们。按照法律规定,你的老板不可泄露你的信息,但是如果你的工作圈子比较小,或者你有明显的身体症状,期望同事不闻不问、当作什么都没有发生是不现实的。

• 跟你的老板谈谈在家办公等其他选择。有了高速网络和家用电脑,也许除了在办公室工作之外还有其他选项,哪怕只是很短的一段时间。

• 允许你自己有生气、难过或其他任何围绕工作产生的情绪。对很多人来说,工作是他们生活的一个重要部分,因为癌症而离开职场,哪怕只是暂时的,也是一种无法承受的打击。

• 对你自己生病后做好工作的想法要实际一点。如果你的精神或身体状况处于变化之中,要听一听身边的人的看法。你也许会拒绝承认自己的变化,可能需要某个你亲近的人劝说你认清现实。在我被确诊一周之前,我参加了一个自由职业写作职位的面试,那是一本我非常高兴能够创作的书。我还记得当时给作品经纪人发电子邮件,告诉她我的身体出了问题,不能参与这次的工作了,但是我希望几个月后能继续合作。我当时完全不知道，或者说没有意识到，要在几年之后，我才能再次具备足够的精神和体力，在专业层面做自己喜欢做的事。

社会保险

社会保障福利并不是只适用于你的祖父母，也可能成为你的一个资金选项。申请社会保障需要一些过程，但是如果你已经工作了若干年，并且你的疾病看起来将会持续（或者已经持续）超过一年，或者"预期将会以死亡为结束"（社会保障局的原话，不是我说的），你可能符合享受这些福利的条件。你必须填写一份成年人残障报告，该报告可以在社会保障局网站的表格页面下载。如果获得批准，你将会收到社会保障局寄来的一张支票，金额取决于你的工作年限和你生病之前的收入水平。你的配偶和孩子可能也有资格代表你获得福利。如果你无法填写表格，社会保障局可以安排工作人员进行协助。除了你手头有的医疗记录，不需要其他材料。在获得你许可的情况下，社会保障局可以直接要求医生提供医疗记录。

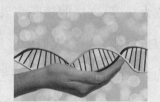

◎ 日记、邮件、博客和其他公开讨论形式 ◎

是否要告诉别人或与别人讨论你的诊断结果是一个非常个人的选择。我当时没有犹豫，在被确诊后一两天之内，就给一群朋友发了电子邮件。我住在一个小社区，紧挨着我姐姐一家所在的小城镇——也是我们从小长大的地方。很多老朋友和熟人都住在这里，而且我觉得告诉别人很自在，因为我认识镇上的很多癌症幸存者。当然，这并不代表我在杂货店或者其他地方碰到熟人时，不会有尴尬的时候，但是让大家都知道发生了什么让我感觉受到了支持，而且最后正是这些支持帮助我最终活了下来：有个人认识加州大学的某位医生，擅长乳腺癌治疗，并且还为我预约了一次门诊。

不过，我也清楚，我得的是一种常见的癌症，并不需要感到特别羞耻或者担心会招来公开羞辱。我听过一些肺癌或舌癌幸存者（他们从来没有抽烟、嚼烟草或者类似的习惯）说过，在人前谈论自己的诊断结果有多难，因为人们会认为他们是因为自己的不良习惯而患病的。而有些类型的癌症谈论起来更尴尬，比如可能会让你阳痿或大小便失禁的前列腺癌或大肠癌，这样的诊断结果并不适合在社交宴会上谈起。文化或宗教原因也可能会影响人们做出是否将诊断结果保密的决定。因此，你可以因为自己的原因选择不公开患病的消息。

我私下记录了一切，以防万一我没有挺过去的话，好把这些经历和感受为我的孩子保留下来：那些我一直打算告诉他们的想法、感受、零零碎碎的人生忠告。我想让他们知道，当时我在想些什么，我为了留在他们身边有多么努力。我最终把我写出来的一部分内容分享给了家人和几个朋友。不过我要说清楚：在得癌症之前，我并不会在写给陌生人的邮件中写到或者跟我的父母交谈的时候说到"乳房"这个词。随着治疗的深入，我开始越来越多地像个专业医师一样使用"乳房"这个词：这是描述女性生理结构的一部分的术语，仅此而已。

我还在日记中写下了我的日常经历,有时候手写,大部分是在笔记本电脑上记录。我过去一直都在写作,因此对我来说,书写算是一种慰藉。比起面对面,我总是更擅长通过书写来交流。而且坦白说,反正我也身心疲惫,无法一直开口说话。如果你不想书写,而是想要记录下你的经历的话,可以用笔记本电脑或者手机、平板电脑上的录音程序来录音,或者让一个朋友转录或记录下你的想法。

我还发现,我越多地记录和分享我写下的文字,人们就会越了解我的每一周的实际情况如何。人们会很好奇,想要知道你的经历,但是出于显而易见的原因,他们并不想开口问太多问题。我想告诉他们这些信息,并说明"真正的"癌症体验是什么样的。那个时候我对社交媒体不感兴趣,所以采用了传统的电子邮件形式。

不过,的确有个朋友建议我建立一个社区网站,让大家可以报名认领任务,如做饭或送来婴儿尿布。这个网站也可以成为远程照顾的一部分,住得远的家人或朋友可以把东西寄给你,或者通过直接资金资助等方式提供帮助。拥有一个网站会让协调照顾者的事务更加轻松简单,它还可以用于发送通知,比如,如果你在治疗后无法忍受香水和香料的气味,可以告诉来访者避免使用这类东西。

有些"照顾日历"类网站(我称之为"帮手"网站)上有专门板块可以用来向你的群体发送最新信息,甚至还能发布照片。在大部分这样的网站上,用户必须提交电子邮箱,并由指定人员批准加入你的群体,因此这些信息不会被普通大众看到。不过,这方面的规定各不相同,因此选择在某个网站创建页面之前,一定要阅读该网站的附加条款。这些网站包括

Lotsa Helping Hands 和 CaringBridge 等。完整的网站列表参见"资源"部分。有些网站专门面向癌症患者，例如 MyLifeLine.org（有些患者使用该网站来筹集治疗所需的费用）。

使用社交媒体来分享或讨论你的治疗经历是一个非常个人的选择。我认识的一些患者觉得在线论坛或社交媒体让他们感到安慰（同病相怜，对吗？），也有一些患者感到手足无措（尤其是当你一连几个月里，每小时都能收到网友发来的美好祝福的时候）。另外一个需要考虑的因素是"失落感"，也就是朋友甚至包括家人最终会减少与你的持续沟通。如果你要面对的是一场旷日持久的治疗，其他人对你的关注不可避免地会消退。在社交媒体上实时看到这种关注热度的消退会让人更加难以承受。

还要记住的重要的一点是，发布出去的内容不可能轻易撤销。你是在发布个人病患信息，你想让那条信息（文字、照片）永远留在互联网上吗？尤其是当你还很年轻的情况下。这是需要思考的问题。做你觉得合适的事情，不要因为分享（或不分享）而感到有压力。

◎ 身边的朋友 ◎

朋友是你熬过癌症确诊后的那段时间的关键。无论你是否有住得近的家人，或者可以搬家过来照顾你的亲戚，你的朋友们都很有可能来提供日常的支持。朋友们可以组织一个团体来完成各项任务，朋友们可以让你不会沉浸在黑暗的时刻里。当你的家人在得知你被确诊癌症后的各种复杂情绪中挣扎时，朋友们可以成为更可靠的救生索，确保真实的生活继续进行：送你的孩子们去上学，把做好的饭菜端上餐桌，喂猫，还有开车送你去接受治疗。

想想你每一次需要依赖别人——家人、朋友或社区的那些时候，现在就是那个时候。这就是你需要说"好"而不是说"不"的时候；这就是需要麻烦别人，打扰别人，接受他们提供帮助的时候。你需要他们。如果你选择不把确诊消息告诉很多人的话，获得帮助会复杂一些，但是依然还是可以得到的。你的朋友们需要感觉到他们所做的对你有用，不然他们就会退却，或者不知道要对你说什么、做什么。他们经常会感觉无能为力，这种感觉可能会通过一些奇怪的方式表现出来。看到一个身患重病的人可能会触发他们自己对生病和死亡的恐惧，不要太往心里去。

粉红丝带以及其他癌症的代表色

粉红丝带现在成了乳腺癌防治活动的标识。其最初出现于1991年，在纽约市举办科曼防治乳腺癌慈善马拉松中，粉红丝带被分发给所有的参与者。该比赛是由知名的苏珊·科曼乳腺癌基金会（2007年改名为苏珊·科曼基金会）组织的。该基金会是由南希·布林克尔（Nancy G. Brinker）创立，她的姐姐苏珊就死于乳腺癌。

其他类型的癌症防治组织也采纳了这个想法，为其他癌症防治制作不同颜色的丝带：深蓝色代表结肠癌防治，灰色代表脑癌防治，透明色代表肺癌防治，橙色代表白血病防治（完整列表请查询网络）。这些代表色组成了靓丽的彩虹。

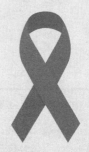

我的朋友们帮助我和家人做了那些最琐碎的事情：他们去商店的时候顺便帮我们买食品杂货，或者送来从大型连锁超市买的婴儿纸尿裤和湿巾。最重要的是，朋友们能够帮忙照顾孩子，并安排有趣的孩子聚会，以分散孩子的注意力，让我有时间休息。

提出一项具体的任务请求是让别人帮助你的最佳方式。比如，我的女儿周三有芭蕾课，因此请一个朋友接她放学，再送她去上舞蹈课，这样就解放了我的家人，让他们可以照顾更小的宝宝，去医院取药，或者处理另外无数件需要完成的任务。通常情况下，不能把我单独留在家里，因此我们让几个朋友轮流来我家做我的"监护人"。一个朋友送我去见医生的时候，另一个朋友会照顾我的孩子，这样我的丈夫就能休息一会儿。癌症患者的朋友的关键特性是耐心、可靠和具备幽默感，可以和患者对视不会哭出来，还会做饭或者至少能去买东西。能够自我控制的朋友更是额外的惊喜，因为你不用听那些"你会好起来的"之类的简短评论也能过下去的。真正的朋友在不知道要说什么的时候，会默默无言地握紧你的手；当你在病床上躺了好几周的时候，他们会前来探望，坐在你身边；当你没有精力的时候，他们会给你的孩子们安排玩乐聚会，而且他们从不期望你的感谢。当然，你会感谢他们，但是他们默默无闻地做了这些事情，完全不需要你参与，这正是你需要的。

许多人，甚至是我生病前只见过一两次的人，都曾帮助了我。这些都是纯粹的善举，让整个世界变得完全不同。我的妈妈照看我的孩子，我的姐姐在照顾自己三个孩子的同时还在试图拿到我的其他病历，我的爸爸陪着我去做 CT 检查。我的朋友卡丽曾经冒着倾盆大雨开车 45 分钟，只为了把一张装着多个扫描记录的 CD 送去给一位医生审查，以帮助我获得一个临床药物试验的资格。全身湿透、手里拿着那张 CD 的卡丽就像是天使一样。我曾经是一个连怀孕时都不愿意让别人整理我的食品柜的人，但是现在我拥有了一个群体，其中包括差不多完全陌生的人们，他们为我准备食物，开车送我去接受治疗，在圣诞节时帮我装饰家里，还帮我在圣诞卡上贴邮票。朋友的朋友给我送来了围巾、拖鞋，甚至还有冰淇淋。"陌生人的善意"这句古老的话语会在你生病时突然变得更加震撼。

美国最常被确诊的癌症类型

（按发病率由高到低排列。资料来源：美国癌症协会，2015 年）

1. 乳腺癌

2. 肺癌（包括支气管癌）

3. 前列腺癌

4. 结肠癌和直肠癌（组合）

5. 膀胱癌

6. 黑色素瘤

7. 非霍奇金淋巴瘤

8. 子宫内膜癌

9. 白血病（各种类型）

10. 肾癌（肾细胞癌和肾盂癌）

11. 甲状腺癌

12. 胰腺癌

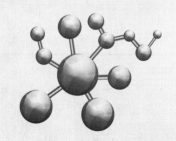

我的妈妈教我养成了送感谢卡的习惯,我收到礼物三天之内都会送出感谢卡。但是在生病的时候,我把这些习惯暂停了。我会发邮件给我的社群告知我的情况,以此来表达感谢,然后在过后——差不多一年之后——我给他们每个人都写了一张感谢卡。再强调一遍,在你生病的时候,有精力的话最好花在你自己和家人的身上,不要纠结如何回报其他人的善意。当你准备好写感谢卡时,参考第十二章所列举的那些轻松、有创意的想法。

癌症患者的朋友和照顾者应具备的特质:

- 不用问就会做事情。

- 能够解决问题。

- 遛狗,用吸尘器清理狗毛,喂猫,清理猫砂盆。

- 修剪草坪或者料理室内的盆栽植物。

- 换灯泡或者清扫厨房地板。

- 在你刚被确诊时,就开始整理那些即将堆积成山的信件、文件和账单。

- 来你家时带一盒你最喜欢的点心。

- 像个监护人一样,帮你发邮件、接电话,或者应对那些想要前来探望的人。作为患者,除非你的身体允许,否则你不应该接电话。要学会说不,说你不能多说话,说"我办不到"。我不想把宝贵的时间浪费在跟一些心怀好意但身在远方的朋友们寒暄或者重复一些说过的话题上。我会给他们发邮件，然后在想看的时候再去看他们的回复。如果你是爱煲"电话粥"的人，别担心，当你在药房排队时，当别人开车送你去治疗时，或者当你坐在沙发上等待身体恢复时，你会有大把的时间，足够给全世界所有人打电话的。如果你在候诊室，或者在药房排队时，要有礼貌，走到门外或旁边去打电话，不要在别人面前喋喋不休。

尽管如此，并非所有的朋友都会来帮你。做好准备，有些朋友会消失不见，有些朋友只会偶尔出现，有些人会表现得跟你期望的不一样。你需要应对你所拥有的朋友，而这有时候意味着要放开那些你本以为会陪你经历一切的人。当你结束治疗后，你可以决定是否要跟他们重拾旧情。但是现在，你要把注意力集中在需要的地方——你自己和家人。

◎ 调整关注点，设定小目标 ◎

你得了癌症，但是你的妹妹就要结婚了，你的女儿要在学校的舞台剧中出演，你本应该去德国参加一个你已经期待了好几年的工作会议。当你得知这个坏消息时，你的脑子立刻就会想到那些你觉得你将会失去的东西，是时候重新调整你的关注点了。

我尝试着通过设定一些小目标，完成后再设定一些较大的目标，来平衡我自己的待办事项清单。从开始治疗的第一天起，我的一个目标就是在我女儿第一天上幼儿园的时候，送她去学校。十个月后，我真的送她去了，我走得非常非常慢，但是我做到了。然后我的目标变成了跟家人一起度过一个小假期,后来变成了去爬我最喜欢的山,再后来变成了在大海里游泳。随着你的体力和精力状态的改变,你可能需要调整这些目标,但是要把它们当作记号和期待的事情一样,记在心上。

第二章

扫描、抽血和穿刺

可想而知，被诊断得了癌症意味着你将会定期接受触诊、扫描、抽血、注射和穿刺。你将会熟悉"癌症王国"里的各种术语。

◎ 扫　描 ◎

核医学科将是你在"癌症王国"中经常去的一个地方，在此进行医学影像扫描是癌症治疗旅程的一个重要部分。主要的癌症扫描检查包括PET 检查、CT 检查、PET-CT 组合检查和 MRI 检查。闪烁造影是对单个器官进行的扫描检查，例如肾或肝，将来可能还可以用于扫描骨骼。超声波检查（有时被称为超声波成像）也会发挥很大作用。如果你要对付的是乳腺癌，还要加上乳房 X 线检查。

扫描被用来确定诊断结果并对癌症进行分期。在决定治疗方法和判断治疗是否有效时，经常会再次进行扫描检查。扫描结果不会当天就出来，放射科医生会对扫描检查影像进行分析判断，作出检查结论，但检查结果经常是由你的肿瘤主治医生打电话通知你。事实上，除了你的主治医生，法律不允许其他任何人获取关于你的扫描结果的信息，因此你也不用问技术人员或者其他人了。你按时出现，接受扫描，然后就可以回家等电话了。如果你的医院采用安全电子邮件系统的话，有时候你会收到邮件通知。这些检查一般是门诊操作，不需要住院。你可能需要在扫描检查前禁食，通常也不能喝水或其他饮料，在预约检查时一定要问清楚具体要求。所有这些检查都要求你穿上某种病号服，所以要穿容易穿脱的衣服，身上不要戴首饰或带有金属的东西，包括带钢圈的内衣。我在扫描检查时总是会闭着眼睛，提前一小时吃一片抗焦虑药也不会有什么坏处（肿瘤科医生可以给你开抗焦虑药的处方）。

了解你可能会遇到的各种扫描检查。

• PET（正电子发射断层摄影）扫描是一种成像扫描，用于寻找器官和组织中的疾病。由于癌变组织的代谢更为活跃，扫描结果会显示出与正常组织不同。癌性肿瘤会吸收糖分，因此肿瘤会在屏幕上发亮。医生会让你躺在检查床上，通过胳膊或手部的静脉将放射性物质或造影剂注射入体内（也可能通过口服或者经直肠给药）。造影剂会让你感觉好像尿裤子了——其经过你的身体器官时，会让血液升温，当它经过腹部区域时，你就会有尿失禁的感觉。你躺的检查床会缓慢进入扫描设备，同时你要每隔 5 秒钟屏气一次，整个过程可能需要 30 ～ 45 分钟（除去在候诊室的时间）。

• CT（电脑断层摄影，有时也被称为 CAT）扫描检查利用 X 线来拍摄人体的影像。在进行腹部或盆腔 CT 扫描时,技术人员会给你一瓶含碘或硫酸钡的复合物(相当于造影剂),让你在检查前一小时喝下。有时候技术人员会给你一份果味维生素冲剂加进去,让它更好喝一些。但无论如何,喝下这些液体都是个不小的挑战。我发现慢慢喝会有帮助,然后憋着气咽下最后一口。如果你要接受肠道扫描检查,你可能需要通过灌肠来接收造影剂。之后你可能要再等一会儿才会被带进扫描室。扫描室里面分为两个区域:一个是有机器的检查房间,另一个是技术人员工作的小隔间。技术人员在隔间里像《绿野仙踪》里面的魔法师一样操纵着机器——你只能听到喇叭里的声音,但如果你需要跟他们交谈的话,他们是可以看到你示意或听到你的声音的。技术人员帮助你躺到长长的检查床上,然后你被缓慢地带进 CT 机器中。CT 机器有一个白色的巨大的半圆顶,看起来就像甜甜圈一样。整个检查过程需要 20 ～ 30 分钟。

• PET-CT 组合扫描更为常见。这个组合检查会在一个过程中使用两种影像扫描检查方式:先进行 CT 扫描,得到器官的解剖学影像,然后利用 PET 扫描来查看组织的化学变化。检查之前,你必须喝下一种造影剂,并等上 30 分钟。然后你会被带进另一个房间,在那里,技术人员会为你准备静脉注射显影剂,这通常是由葡萄糖制成的。然后再来到真正的扫描室。你躺到一张检查床上,技术人员对你进行静脉注射,通常扎在你的胳膊或手上,然后你会被缓慢地带入机器。随着显影剂在体内流动,你也会感觉好像在尿裤子了。你必须屏气几秒钟,然后就结束了。整个过程不到 5 分钟。之后要通过大量饮水来冲洗你的肾。技术人员一般会告诉你在接下来 6 ～ 8 小时内要避免喝酒和咖啡。我总是会带一些薄脆饼干和坚果,检查结束后吃一点,因为当造影剂在我体内流动之后,我总是会觉得有些恶心反胃。

• MRI(磁共振成像)利用电磁波和无线电波而不是射线或X射线来查看你的身体内部。电磁波会激发人体细胞的活动,从而在电脑屏幕上捕捉这些信号,并形成身体的三维影像。MRI对

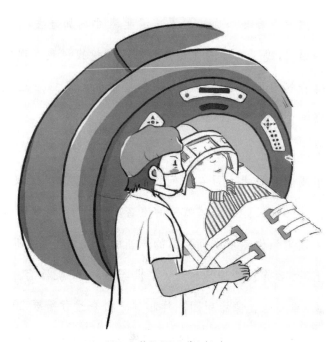

MRI(磁共振成像)检查。

核磁检查不会引起任何疼痛,也不用喝什么液体

检查软组织尤其有用。MRI机器是隧道形状的,你通过滑床滑进机器。机器发出的声音好像有人拿着锤子在敲你脑袋旁边的墙。这不会引起任何疼痛,也不用喝什么液体。医院进行MRI检查的成本比PET、CT或X射线检查的成本更高。

• 闪烁造影。患者会接受放射性同位素注射,然后扫描仪会跟踪放射性同位素中存在的伽马射线。正在进行自我修复的细胞所在区域——有时候被称为"热点"——吸收的造影剂最多,显示这里存在受伤或生病情况。每种闪烁造影都有自己的名字,比如说,骨闪烁造影是骨骼扫描

的正式名称，肾闪烁造影是指肾扫描。我做过四次骨骼扫描，这是个轻松无痛的过程。你接受静脉注射，根据要扫描的身体部位不同，你可能马上就会接受扫描，也可能需要等 2～4 小时，让放射性同位素进入你的血液流动。开始真正的扫描检查时，你要躺在检查床上保持不动，扫描仪会上上下下扫描你的身体。全身扫描大约需要 20 分钟。排出放射性物质的唯一方法是通过尿液，扫描结束后要大量喝水，以帮助注射的放射性物质排出体外。大概要两天才能将放射性物质完全排出。

　　我做过太多次扫描，有时候我不得不问技术人员，我要做哪种扫描检查。最初诊断之后，你要做的扫描最为频繁，因为这时医生要确定癌细胞具体扩散到了哪里，疾病进展如何。你永远也不会知道你可能需要做哪种扫描检查。诊断结果出来六个月后，我不得不接受脑部 MRI，"只是为了排除脑部转移的可能性"，并排除我的恶心症状不是由脑肿胀带来的。我在 MRI 机器里待了 35 分钟，头上有个"盖子"（基本上就是一个绑在脸上的巨大的曲棍球面罩）。在镇静剂的作用下，我梦到了意大利的一个小山顶，并且爬到了山顶。过后很久，我笑了。脑癌？难道现在的致命困境对我来说还不够吗？

　　你可能还需要进行一些被我称为"附带检查"的扫描。比如说，在你在服用一种叫作阿霉素的化疗药物之前，你可能需要扫描检查一下心脏状况。这种药物可能会损伤心脏肌肉，因此肿瘤科医生需要确保你的心脏足够强壮，可以承受这种药物。

个性化医疗和基因检测

个性化医疗

在肿瘤治疗中，个性化医疗或精准医疗是最新的治疗方法。使用个性化医疗，医生可以根据特定癌症的基因组和分子结构来制定个性化治疗方案。这对癌症治疗来说是一个非常重要的突破，因为使用传统治疗方案，医生会对所有的患者尝试同一种疗法，如果肿瘤继续增长，再转到另一种疗法（也就是美国食品药品监督管理局所称的"以不变应万变"方法）。

采用个性化治疗时，医生可以根据患者的癌症情况，采取对单个患者来说非常合理的特定疗法。这些针对性治疗或处置对很多类型的癌症都有效果，包括直肠癌、肾癌、乳腺癌、肺癌和黑色素瘤。美国政府支持这种方法，宣布为其提供资金支持，并于 2015 年启动了精准医学计划，为美国国家癌症研究所及其他国家机构的研究提供资金支持。

基因检测

我们出生时都获得了一套基因——我们的眼球颜色、发色和某些类型的疾病都与基因相关。癌症是由被损坏的基因——被称为"致癌基因"引起的。有缺陷的基因受到抽烟等不良习惯或环境影响，或者只是随着年龄增长而磨损，发生了基因突变。当一类细胞出现了特定基因突变，本该休息的细胞开始分裂并形成肿瘤时，就引发了癌症。

1994 年，关于卵巢癌和乳腺癌的基因研究出现了巨大突破，发现了 BRCA1 和 BRCA2 的基因编码序列，从而可以辨别患上卵巢癌和乳腺癌风险最高的家庭及这些家庭中的单个病患。经过多年研究，现在已经形成了特定的化疗方法，对于这些基因突变检测结果呈阳性的卵巢癌和乳腺癌的患者尤其有效。1998 年，化疗药物赫赛汀（曲妥珠单抗）被批准用于治疗 HER2 呈阳性的乳腺癌患者（这个发现是靶向药物的最早进展之一）。HER2 是一种失去控制的基因，因

HER2 失控导致的乳腺癌占整个乳腺癌病例的 25%。BRCA1、BRCA2 和 HER2 是用于检测、诊断和治疗某些癌症的生物标记的几个例子。

基因检测（在医学术语中所说的基因序列分析）现在已成为癌症诊断的一部分。很多医院都有专门的基因咨询顾问，会跟你当面讨论检测结果和看法。

如果你属于患癌高风险群体（受到种族背景、家庭病史或其他因素的影响），但是还没有被诊断出癌症，你应该跟基因咨询顾问约个时间见一下。美国国家遗传顾问协会提供了一份顾问名单（详情参见"资源"部分）。有些医生主张高风险人士在达到平均检测年龄（40 岁以上）之前就进行检测，因为到那个年龄通常就太晚了。有些遗传学家主张在 30 岁就进行检测。BRCA1 和 BRCA2 可能来自父亲一方的家庭，也可能来自母亲一方的家庭。

决定是否要检测，以及什么时间进行检测，这可能会让人紧张不安，尤其是在你的兄弟姐妹或其他家庭成员可能会受到检测结果影响的情况下。比如说，我自己就很担心我的母亲和妹妹，还有我的女儿和儿子（他们俩要等到 21 岁才能检测）。但是不要因为害怕失去工作或者其他形式的歧视就不进行基因检测。2008 年，美国颁布了《反基因歧视法案》，这可以保护美国公民免受因基因检测结果造成的工作歧视和医疗保险投保歧视。同样的，费用也不应该成为你放弃检测的原因，基因检测费用已经极大下降（有些情况下下降了约 75%），部分原因是 2013 年美国最高法院就"美国分子病理学会诉麦利亚德基因公司案"所作的判决，禁止了基因公司的某些特权。

尽管基因检测费用已经降低，但还是很贵，而且保险不一定会报销这部分费用。但是，基因检测现在已经渐渐成为美国医疗的常规检测。美国联合健康集团在 2012 年进行的一项研究发现，2010 年美国人用于基因检测的费用高达 50 亿美元。

◎ 抽血检查 ◎

患上癌症意味着要验血——用医学术语来说，就是抽血和血液检查。你要面临几十次（我敢说有上百次）被刺破手指。关于血液检查我要说的第一点是：从来都不轻松，不是安排在一大早，就是要在化验室门前排上一小时的队。

如果可以的话，尽量把血液检查或扫描约在早上。这样的话，你就不用饿上大半天（因为这些检查通常要求禁食），而且候诊室一般不会那么挤。就像机场一样：你去得越晚，你就会碰上越多延误。我以前总是约早上 7 点的血液检查和 8 点的扫描检查，做完后在附近的餐厅奖励自己吃上一大份薄饼。参见第四章的"化疗入门"部分，了解更多关于预约时间的内容。

看着一管管鲜血被抽离你的胳膊，这一开始可能让你感到既痛苦又新奇，不过渐渐地你就会觉得这跟刷牙一样，只是例行公事。给你抽血的人被称为采血师。你要了解谁的技术最好，能够轻松无痛地完成抽血，以及你的哪只胳膊的血管更容易抽出血。我不了解后面一点，不过通常不是所有的血管都好抽血的。

通常情况下，会从胳膊内侧胳膊肘附近（被称为肘前区）的血管抽血。如果你的胳膊内侧比较敏感的话，试试从手背抽血。如果你的胳膊上找不到静脉可用，采血师会从你的脚背抽血（不过这种情况很少见）。他们会先在你的胳膊上缠绕胶带（止血带），同时你要握拳，这样血液就会充满静脉。接下来，采血师会用酒精棉对扎针部分消毒，把抽血针扎入静脉，打开止血带,然后让你松开拳头。如果你看到血或针头容易头晕,要提前告诉采血师。

采血师会把装血的小塑料瓶盖上盖子,在你的胳膊上用胶带粘一块纱布,然后你就可以走了(如果你的孩子会把他们的洋娃娃当成是你,你可以试试找采血师要一块彩色医用胶布,这样他们就可以在家玩医生游戏了)。穿长袖衣服来遮住纱布和形成的淤青,并且要穿可以轻松挽起袖子、露出血管的宽松上衣。我永远也不会忘记我成为患者的第一天,那时,我还没有了解抽血的秘诀。我穿了一件长袖黑色衬衣、一件黑色马甲、一条黑色长裤和一双靴子。难道我当时是想盖过癌症的风头吗?反正这不是最佳的着装选择,因为那天我在医院里穿穿脱脱了十几次。

如果你有埋针或者输液港的话,抽血时间会更长一些——并不是所有的采血师都能使用这些方式抽血。

在某些时候,患者的生活就是一次又一次的扎针。有一天下午,我妈妈和我去看白天场的电影,以打发治疗"活动"之间的空闲时间。整场电影期间,我们的手机都在不停震动。我们选择无视,一直到再也忍不下去。在收到的几十条短信中,我先看了我丈夫发来的信息:"我知道你在看电影。请现在就出来,因为你必须在 15 分钟之内赶到化验室抽血,不然他们就要关门了。"我叹了口气,放下巧克力糖,然后赶往医院。

◎ 癌症术语 2:你将会反复听到的医学术语 ◎

使用本指南来了解术语,并破译所有的字母缩写——医学界人士超爱使用首字母缩写!

辅助治疗：任何配合另一种治疗以促进其功效的治疗（例如使用一种药物）。在化疗中，"辅助化疗"指的是在癌症手术后实施的化疗。

预先医疗指示（AMD）：这是一份法律书面文件，说明你的医疗目标，并授权某人为你做出医疗决定。该文件在各州的格式不同，但是通常包含授权书部分和器官捐献书等部分。完整的预先医疗指示通常是在实施手术之前强制签署的，作为医院患者档案的一部分。预先医疗指示也被称为事前指示或生前意愿，可以在任何时候撤销。医疗授权书就是一种预先医疗指示。如欲了解更多信息，请参看第九章。

镇痛剂：能够缓解疼痛的外用或内服药。

止呕剂：用于控制恶心和呕吐的药物，通常用来治疗化疗的副作用。

良性肿瘤：这个术语用于描述那些不正常，但是不会扩散到身体其他部位或入侵其他组织的细胞。通常情况下，良性肿瘤很容易就能被移除。

活体组织检查（活检）：从患者身体取下组织样本，用于进一步检查，通常是为了检测癌细胞。有非常多不同类型的活体组织检查，其中一些用针来提取组织。常见的癌细胞活体组织检查包括细针活检、粗针活检（用较粗的针，而不是细针）、肝穿和皮肤活检。检查结果可能在几分钟（例如手术中活检）或者几天内才能出来。有些活检是在医生的办公室进行，有些则要在 CT 检查室或超声波室进行。

BRCA1：人类 17 号染色体上的一种基因，可以帮助细胞保护 DNA 免受损害。遗传了这种突变基因的人更容易得乳腺癌、卵巢癌、前列腺癌和其他类型的癌症。BRCA 测试经常在被确诊为乳腺癌的患者身上进行，也用于检测大概 21 岁之后的高危人群。该测试返回的结果是 BRCA 阳性或阴性：阳性意味着你带有基因变异，阴性则意味着你没有基因变异。医生会给 BRCA1 或 BRCA2 阳性的就诊者开出基因咨询的药方。参见本章前面的链接部分，了解更多基因测试的信息。

BRCA2：人类第 13 号染色体上的一种基因，一般可以帮助细胞保护 DNA 免受损害。遗传了这种突变基因的人们更容易得乳腺癌、卵巢癌、前列腺癌和其他类型的癌症。参见本章前面的链接部分，了解更多基因测试的信息。

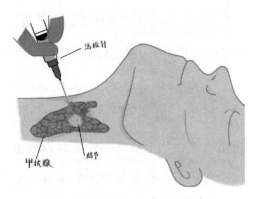

甲状腺结节活检（活体组织检查）

癌症：按照美国癌症协会的说法，这个术语被用来描述"因 100 多种细胞生长失控而造成的疾病"。

候选人：这指的是你。这并不是说你要竞选什么政治职位。在医疗界，"候选人"的意思是你是患者，比如"手术候选人"，意思是你符合条件，具备 X、Y 或 Z 的资格。

CBC：全血细胞计数，医生在安排血液检查时会使用这个术语。

护士长：在医院当班期间负责整个部门工作的护士。

化学疗法：通常被患者称为"化疗"，在你的病历记录中被写成"CT"，该术语指的是用能杀灭癌细胞的化学药物进行治疗（更多关于化疗的信息参见第四章）。

CINV：化疗引起的恶心与呕吐。这是一个化疗疗程之后经历恶心与呕吐的官方医学术语。

切缘干净：切缘指的是手术的切除边缘，切缘干净也被称为阴性手术边缘。这意味着医生在手术中移除的组织边缘未找到癌细胞，表明手术切除成功地移除了所有邻近的癌细胞组织。其他类型的边缘是阳性边缘（意味着在切除的组织样本边缘发现了癌细胞，这可不是好消息）和近边缘（组织切除的边缘与癌细胞相近，这种情况处于阳性和阴性之间）。

鸡尾酒：这是鸡尾酒疗法或各种化疗药物组合的简称。

同情使用（也叫"扩大使用"）：指的是将试验性（或研究中）的药物提供给不在某个临床试验范围内的患者，或者将处于研发后期的药物提供给那些不符合试验要求的患者。要想进入同情使用的范围，你的医生需要联系药物制造商，并向美国食品药品监督管理局提交一份申请，然后由美国食品药品监督管理局作出决定。除非你的情况非常危急，否则你等待答复的时长并没有设定期限。"同情使用"的概念是在 1987 年通过美国食品药品监督管理局开始实施的。完整的申请资格指南、要求和信息在美国食品药品监督管理局的官网上可查。

细胞毒素：一种阻止细胞复制并 / 或杀灭细胞的物质。

电子病历（EHR）：患者医疗记录的电子版本。

心电图（EKG）：一种用于确定你的心电功能的检查（人体内存在一个生物电系统，能够保持心脏肌肉的运动）。进行该检查时，你需要躺在一个台子上，电极会通过电极贴片连到你的身体的不同部位。你躺着不动,有时候需要屏住呼吸,同时心脏活动情况会被传输和记录。这个检查不超过十分钟就能完成,而且安全无痛。EKG 设备是便携式的,因此你不需要前往医疗中心的某个特定房间或区域进行检查。

细针穿刺(FNA):一种活组织检查,医生会将一根细针插入组织内。整个过程中你处于清醒状态,而且疼得要死,不过这是非常正常且安全的检查。

一线治疗:这是为了治愈疾病给患者优先使用的治疗措施或方案。通常一线治疗是一系列治疗的一部分,比如,乳腺癌的一线治疗可能是化疗,然后是手术,接下来是放射治疗。

荧光原位杂交(FISH):这种测试可以用来了解癌细胞中特定基因的情况,也可以被用于确定患者对化疗的反应程度。它通常被用于乳腺癌、膀胱癌和特定类型的白血病的诊断。它会检查人体组织来发现显微镜下难以发现的微小异常。这种检查费用不一定包含在你的医疗保险计划中。

戈瑞(Gy):用于计量人体组织吸收的放射剂量的单位。

医疗电子交换法案(HIPPA):1996 年美国通过的一项联邦法案。包括可移植性(指的是服务的连续性,现在已经成为平价医疗法案的一部分)和隐私条款。隐私方面在医疗界经常被提及,大体上说的是医疗人员不得与患者、患者指定的个人或几个人、被指派照顾患者的其他医疗工作人员之外的任何人讨论患者的医疗信息。在医疗界,HIPPA 得到了非常严肃的对待。

赫赛汀:一种用于 HER2 基因检测结果为阳性的癌症患者的化疗药

物,也被称为注射用曲妥珠单抗。这是一种相对较新的药物(20世纪90年代研制而成),在治疗HER2阳性的乳腺癌患者方面疗效显著,最近发现其在治疗胃癌患者时也很有效果。

希克曼导管:跟经外周静脉穿刺中心静脉导管(PICC)类似,是一种被导入颈内静脉、直接通往心脏的中央导管。用于化疗。

激素替代治疗(HRT或HT,也被称为雌激素治疗或MHT):指的是这样一种治疗:给更年期女性补充激素(雌激素或孕激素),来替代卵巢不再产生的那些激素。这种治疗有时候用于那些因卵巢被移除或受损害而需要人造激素的女性癌症患者。通常以片剂的形式来给药(更多有关HRT的信息,参见第十二章的"复发"部分)。

炎性乳腺癌(IBC):炎性乳腺癌的一种少见的侵袭性很强的类型,多见于年轻女性,早期没有症状。癌细胞会侵袭乳房的皮肤和淋巴管。一旦淋巴管被堵塞,诸如乳房的橘皮构造、发红肿胀,以及乳头内陷、扁平等症状就会出现。根据美国国家癌症研究所的数据,每年美国的所有乳腺癌病例中有1%～5%为炎性乳腺癌。

输液:一种通过静脉给药的方法,使用输液瓶袋而不是注射器。

白血病:描述血液系统癌症的广义术语。白血病从骨髓开始发病,有九种主要的白血病类型。

局部进展期癌症:指的是从原发的肿瘤位置扩散到周围的组织或淋巴结的癌症。

霍奇金淋巴瘤(HL):淋巴结癌,以首次注意到男性尸体腺体肿胀的英国解剖学家托马斯·霍奇金(Thomas Hodgkin)而命名。这种类型的癌症会局部扩散,从一个淋巴结扩散到另一个淋巴结。非霍奇金淋巴瘤（NHL）是一种与霍奇金淋巴瘤相似的癌症,是由一种叫淋巴细胞的白细胞引起的。根据美国国家癌症研究所的研究,非霍奇金淋巴瘤是美国最常见的十种癌症类型之一。

乳房肿瘤切除术（LX）:移除乳房肿瘤（肿块）及少量周边组织的手术。也被称为部分乳房切除术。它没有乳房切除术的创口那么大,一般会保留乳房的形状和乳头。通常在局部麻醉或全身麻醉的情况下作为门诊手术来实施。手术后,你会感到疼痛,可能还会麻木。

淋巴系闪烁造影:在移除单个或多个前哨淋巴结之前,在医院的核医学科进行的检查。根据美国国家癌症研究所的说法,前哨淋巴结是指"癌细胞最有可能从原发肿瘤扩散的第一站淋巴结"。可能会有多个前哨淋巴结。少量放射性物质（被称为示踪剂）通过静脉注射到你的胳膊里,随着该物质在淋巴管中移动,扫描可以显示哪些淋巴结含有癌细胞。该过程大概需要1小时。你需要躺在一个台子上,技术人员会移动摄像头在你的身体周围照相。这个过程不疼,除了注射处会感到有些疼痛。

恶性:一个用于描述分裂失去控制、并由不断扩散的细胞组成的癌性肿瘤的词。患上恶性肿瘤不一定能动手术。

乳房X线检查:双侧乳房成像是两侧乳房都要接受X线检查时用的术语。单边乳房成像是只有一侧乳房要接受X线检查时用的术语。

肿块:用于描述异常组织的词,可以跟"肿瘤""赘生物""病变"互换。

乳房切除术（MX）:切除乳房及周边组织的手术。这是大手术,在全身麻醉的情况下进行，术后要求住院。双侧乳房切除术指的是切除两个乳房。胸部的麻木感是常见的副作用，并且通常是永久性的。历史上第一次乳房切除术是在 1882 年进行的，主刀医生是美国外科医生威廉·豪斯泰德（William Holsted）。他担当了现在被称为根治性乳房切除术的先锋，移除了患者的乳房、淋巴组织和胸肌。

转移（metastases）：指的是继发性癌症，代表着恶性肿瘤离开原发癌部位，扩散到其他部位。"Metastases" 这个词在拉丁文中的意思是 "不再静止"。Metastases 是复数形式，缩写形式为 "mets"。

病历号（MRN）：可识别的患者号码，一般在较大的医疗中心使用。

无瘤状态（NED）：通过测试、检查来确定，表明接受了癌症治疗的患者没有了疾病征象。它相当于重病缓解期，可能是暂时的，也可以是永久的。你会想要听到这个术语的。

神经疾病：神经受到损害的器质性疾病。癌症患者通常会经历外周神经性疾病，表现为刺痛和 / 或灼痛，或者因为周边神经受损而手脚疲软无力。神经疾病是化疗和放射治疗常见的副作用。它也可能由肿瘤本身引发——比如，肿瘤可能会对神经造成压力，导致疼痛。如果你感到刺痛，要立即告诉你的医生。参见第四章的 "化疗的副作用" 部分，了解更多有关神经疾病的信息。

新辅助化疗：在手术前进行的化疗，为了让肿瘤缩小。

淋巴结阴性：癌症没有扩散到淋巴结。

禁食（NPO）：让患者不要口服任何东西的说明（一般是在手术前或特定血液检查前）。代表拉丁语 "non per os" 或 "nil per os"，意思是 "不能进食"。

核医学：放射医学的一个分支，使用放射性示踪剂和一种特殊的摄像机来诊断人体组织中的疾病。最常见的类型是正电子扫描（PET）。

乳腺癌 21 基因检测（Oncotype DX）：在某些乳腺癌患者身上进行的一种检测，用于协助确定治疗方法。该测试使用活组织检查或手术取下的组织，查看癌细胞内的 21 个不同基因。

自付（OOP）：一般指的是有保险的患者发生的、医疗保险公司不报销的费用。

卵巢切除术：移除一个或两个卵巢的手术。如果输卵管也被移除，叫作输卵管卵巢切除术。

非处方药（OTC）：指的是你不需要处方就能购买的药物。

结局：在医疗界，"生存结局"指的是你活下来还是死亡。积极结果意味着患者活下来，消极结果意味着患者死亡。它也被用来描述患者是否出现癌症复发。这个术语本质上并不是负面的，也有"无病生存期（disease-free survival，DFS）"的说法。

姑息治疗：为了与其他疗法配合以缓解癌症治疗的副作用的治疗。更多关于姑息治疗的信息，参见第四章的"化疗入门"部分。

病理：对患者组织样本的描述，可能包含肿瘤的大小、级别和类型，以及肿瘤标志物指标。

病理报告：由病理医生在活体组织检查或手术后准备的医疗文件。病理医生把报告交给你的肿瘤科医生，然后后者会告诉你一些信息。病理医生是专门检查血液、组织或体液的医生。

采血师：负责抽血的技术人员。

经外周中心静脉导管（PICC line）：通过胳膊上的静脉直接置入、末端位于心脏附近的又长又细的导管。它本质上就是一根保持打开的静脉注射导管，用于输液和抽取血液样本。这根导管在你的胳膊上伸展出来，用纱布密封和包裹。每周必须由护士在医生的办公室清洁一次，大概需要 5 分钟。插入外周中心静脉导管大概需要 20 分钟，移除则需要护士把它快速拔出来。外周中心静脉导管并不防水，你必须小心不让任何人或东西（包括孩子和狗）拉扯导管或把它拔出来。医疗界普遍认为外周中心静脉导管比希克曼导管安全，因为它的感染风险更小。

植入式静脉输液港：通过手术将一根导管植入静脉血管通道，然后用于输液。静脉输液港植入是一个非常普遍的门诊手术，由介入性放射科医生来执行，在局部麻醉的状态下进行。恢复需要一周的时间。当我接受胸部输液港植入时，我觉得就像被一匹马踢到了胸部一样。输液港通过贺伯氏针来连接，它基本上是刺入了输液港——感觉就像一根又尖又长的蜂刺。你能感觉到皮肤下面的输液港，但是输液港不像外周中心静脉导管那样还需要一根导管悬挂在你的胳膊上。我慢慢喜欢上了我的输液港，它不需要每周清洁，而且我发现它比外周中心静脉导管舒服得多（虽然植入时更疼一点儿）。而且它还防水，所以你可以放心地游泳和洗澡，不用担心感染问题。而且如果你要接受几个月的静脉注射的话，它会挽救你的静脉——不然静脉会开始塌陷的（关于静脉，参见第四章的"使用静脉输液还是输液港？"部分）。通过输液港还可以抽血。

前列腺特异性抗原（PSA）：前列腺产生的一种物质。当血液检查显示男性的 PSA 水平高于正常时,表明存在前列腺癌的可能。含量以纳克每毫升(ng/mL)来计量。男性应该跟医生探讨以 PSA 水平筛查前列腺癌的优劣之处。

红细胞计数(RBC): 血液样本中的红细胞计量。

缓解期: 根据美国国家癌症研究所的说法,缓解期的意思是"癌症的迹象和症状减少或消失。在一部分缓解期患者中,癌症的迹象和症状会消失,尽管癌细胞可能还在患者的身体内"。

肉瘤: 一种恶性肿瘤,在结缔组织中生长。

分期: 癌症在身体内发展的程度,从 0 期到 4 期——0 代表最轻状况,4 代表最糟糕的情况。每种类型的癌症根据各自具体的因素来分期:一般来说,分期由肿瘤的大小、侵袭的淋巴结的数量,以及癌细胞是否已经扩散到身体其他部位来确定。在乳腺癌中,导管原位癌(DCIS),现在被称为 0 期,指的是在乳管上皮组织中发现异常细胞。这在年轻女性中更为常见,每年在美国有 6 万例乳腺癌是这种情况。

常规检查: 指的是经常性的检查,经常由你的主治医师提出要求,例如每周一次的抽血。

STAT: 医疗中心使用的一个缩写形式,意思是"立刻、马上",源自拉丁单词"statim"。一般会全部大写。

皮下注射(SC, SQ): 指的是在皮肤表层下面用药(而不是静脉注射或使用导管)。

他莫昔芬: 一种抗雌激素药,片剂状,在激素疗法中被开给某种类型的乳腺癌患者。它通过阻止乳房组织接收雌激素来发挥作用,对 ER 阳性的癌症患者有效。

治疗：在肿瘤学上，这并不是"说出你的问题"那种心理治疗，通常指的是化疗和放射治疗等疗法。

三阴性乳腺癌：指的是一种特殊类型的乳腺癌。在三阴性乳腺癌中，被认为能够"刺激"大部分肿瘤生长的三种主要受体——雌激素、孕激素和 HER2 基因——在肿瘤中都不存在。在这种情况下，"阴性"并不是好事（针对其的治疗手段较少）。根据美国国家乳腺癌基金会的统计，美国所有乳腺癌病例中有 15% 为三阴性乳腺癌。

肿瘤：也被称为赘生物，指不受控制生长的异常组织，可能是实体性的，或者是囊性的。一般来说，肿瘤是由过度分裂的一组细胞造成的。

VITALS：生命体征的缩写，包括血压、血氧饱和度、呼吸、心率和体温。每次就诊时，护士都会检查你的生命体征以及身高体重情况。

白细胞计数（WBC）：通过血液样本来计量白细胞数量。

第三章
态　度

　　"态度"这个词在癌症患者面前被提到的次数很多,就好像只有我们当中那些持有积极态度的人才能最终战胜病魔一样。但我感觉这有失偏颇,没有人能够在这场"公路之旅"的每一秒钟都"保持积极"。诀窍在于,当你感受和理清其他事情的时候,尽可能保持积极态度。如果现在不良情绪主宰了你的世界,这章内容就是为你准备的。

◎ 害　怕 ◎

　　对大多数人来说,跟癌症连在一起的词就是"害怕"。这是无法回避的,也是理所当然的。"癌症"这个词在美国文化中不仅被用于医学诊断,而且还被用于形容任何值得鄙视甚至邪恶的东西,是一个可怕的、负面的术语。这个以"C"开头的词(cancer)自18世纪以来就在患者心头阴魂不散,长期以来,医生们会小声说出这个词,患者也不敢告诉自己的亲人和朋友。在有些文化中,人们在人多的场合依然不会讨论这个词。美国作家苏珊·桑塔格在她经典、富有启发性的著作《疾病的隐喻》（*Illness as Metaphor*）中对此进行了精彩的描写。

害怕自己的性命不保，担心身边的人——当你被告知得了癌症的坏消息时，会出现各种各样的害怕和担心。害怕这种细胞、这种疾病是一件很奇怪的事，因为你用肉眼根本就看不到它，但是它却在你开车、吃早饭或者为老板准备季度报告的时候，入侵了你的身体。对我来说，害怕源于那些未知的东西：在治疗中会发生什么，更糟糕的、最终的结果会是什么。有时候就是纯粹的恐惧，不知道会发生什么。当我开始治疗时，我还会害怕自己太过相信单种药物或手术，因为我觉得条件一直在变化，所以我害怕自己感到有希望。害怕会让人麻痹无力，在某个时刻，你必须把它释放出来——我是在确诊五个月后释放出自己的害怕情绪的。一直担惊受怕真是太累了，身体上和情感上都是如此。

我把我害怕的事情分成两类：真正可怕的和仅仅是你感到可怕的。这也许能为你节省一些时间和精力。

要害怕的事情

当你得了癌症，下面这些是我认为有理由害怕的事情：

• 受到咳嗽的人、带有病菌的孩子和肮脏的杂货店购物车把手传染而得病（化疗过程会导致身体免疫力下降）。

• 酒店房间的遥控器和照明开关。一定要用酒精湿巾把它们擦一遍。

• 死亡。

• 医院的食物（一定要自己带吃的，或者让家人或朋友送来吃的）。

• 候诊室或治疗室那些爱聊天的患者和亲戚。

- 跟你说话时不看你的人。

- 漠不关心的评论。

- 在你的孩子面前哭出来。

- 缺少止疼的办法。如果你感到疼痛，就要说出来。你是你自己最好的保护人。

- 你的整形医生在手术准备室问你要隆多大的胸。

- 让你盲从你的第一诊疗方案。一定要拒绝。

- 人们回避跟你来往。即使是那些你以为跟你是亲密朋友的人。

- 问"为什么是我"。这是一个黑洞一样的问题——没有答案，而且只会让你痛苦难受。

- 认为你过去所想的一切美好都是假的。

- 眼睁睁看着你原有的生活一去不复返。

不用害怕的事情

被夸大的或者并非看起来那么可怕的事情：

- 变成光头。

- 变老。

- 变成大嗓门。

- 在大街上跳舞。

- 问问题。

- 吃饭时先吃甜点，并且还点双球冰淇淋。

- 大声说出"乳房"（或结肠、前列腺或睾丸）这个词，并且重复不断地说。

· 药物临床试验。我曾经发誓说我绝对不要当试验用的小白鼠，但是说完这话的两个月之后，我就再三乞求让我参与一个试验项目。更多信息，参见第四章的"临床试验：要不要当小白鼠？"部分。

· 见心理医生（精神科医生、心理治疗专家或咨询师）。心理咨询也许是你现在正需要的，你可以找一个跟你意气相投的精神健康专家。如果你能找到专门面向肿瘤患者的心理专家的话，会特别有帮助。当你感觉身边所有人都因为你的癌症而远离你时，当你需要跟人谈谈你正在应对的糟糕情况时，你可以给这些心理专家打电话。

· 在适当的时候提出抗议。如果点的饭菜做得很糟糕，就退回去。生命短暂，容不得浪费。

· 状况不佳。最糟糕的情况总会结束，幸福快乐即将到来。黑暗总会结束，但是你必须坚持到底，才能拥抱光明。

· 做一些出乎意料的事。不管是提出意见、问别人一个很难的问题，还是绕路去看看山。

· 在手术前一天给你的外科医生打电话，确保他知道你想要盐水袋植入隆胸，而不是硅胶袋。

· 在手术前，好好再看你的 ×××（将被切除的部位）最后一眼。

· 计划未来。

· 给你的孩子和配偶或其他家庭成员写一封信，哪怕他们永远也不会看到。

· 谈论死亡。

· 向最亲密的朋友诉说你有多害怕。

- 进行一场奢华的旅行,哪怕只有一个晚上。确保包含客房服务。
- 其他人的负面情绪。
- 问你的外科医生昨晚有没有睡好。
- 打"癌症牌"。

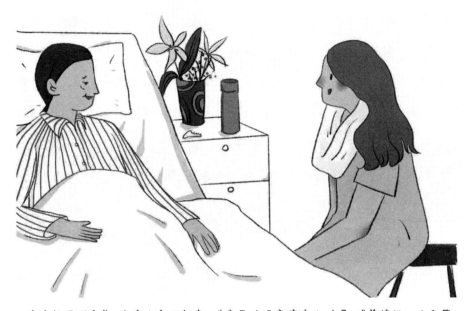

当你处于低潮期,在床上爬不起来,或者无法远离疼痛的时候,试着挤出一个微笑

- 当你等待乳房 X 线检查或超声波检查的时间已经超过 30 分钟,并且你正在忍受身体疼痛的时候,要说出来,问能不能让你排到队伍前面。比如说,排到那个一直在说个不停、只是来做常规检查的暴躁女士前面。
- 微笑。这个建议听起来很可怕——简直比得上有史以来最糟糕的贺卡——但是当你处于低潮期,在床上爬不起来,或者无法远离疼痛的时候,试着挤出一个微笑。至少这样可能会带来一点点笑声。

• 做个蜜蜡修眉、指甲护理或足部护理。如果你有此打算，就满足自己。有些肿瘤科医生会建议你避免做指甲护理和足部护理，因为有感染的风险（有一年的时间，我都被禁止做这些），但是我的确会保持眉毛处于最佳状态。当你变成光头之后，眉毛就会更显眼，我可不想因为疏于打理让眉毛变成一字眉。关于美容秘诀的更多信息，参见第八章的"涂点儿口红：让我兴奋的小玩意儿"部分。

• 买一件漂亮的衬衣，或是一双高跟鞋，或是贵得离谱的跑鞋。我在休斯敦等待看诊的空闲时间里给自己买了几双超级棒的牛仔靴，我把它们当成宝贝。尽管你的身体可能会因为化疗和各种各样的药物而肿胀，但是希望你的脚不会变大（不过在癌症的世界里，什么都有可能发生）。一个小小的、漂亮的东西就能让你振作起来，这真的很神奇。

◎ 直面末日余生 ◎

承认死亡的可能性并不会让你显得消极，而只是让你像个普通人。在死亡极少被谈论的文化中，它会成为个人或群体都难以面对的话题，也是可以理解的。

临终关怀指的是为处于不治之症晚期的患者提供医疗护理、疼痛管理，以及社交与情感支持。如果临终关怀可能会成为你的这场"公路之旅"的一部分的话，让照顾你的人做些调查，就像查找其他资源一样，并且跟你的医疗团队谈一谈（最好从美国国家临终关怀和姑息治疗组织开始着手，参见"资源"部分）。

无论你的预后诊断是否指向死亡，考虑生命尽头的事务都很重要，例如疼痛管理、器官捐赠、葬礼安排和写遗嘱等。再说一次，如果你的家人或照顾者不愿意谈论这些话题，找到你可以信任的人来与你探讨，并帮助你写下这些安排。

◎ 希 望 ◎

害怕的反面就是希望。"希望"这个词在医疗中心到处被提及，而且还出现在各种 T 恤、杯子和问候卡上。也许是因为这是一个平易近人的词——比如，它不像"信仰"有那么多宗教的含义，又不像"斗争"那么令人沮丧（你当然是在斗争，为了活下来而斗争，这个事实有什么可鼓舞人心的？）。不管出于什么原因，我欣然接受了这个词。这个词可以让我精神振作。我亲爱的艺术家朋友为我制作了一个花瓶，上面写着"希望"这个词。我把它放在床头，每天会看上无数次。我觉得希望是一种让你在黑暗的海上能够坚持漂浮的动力，我把它当作救生艇，即使扫描结果带来的是坏消息，或者我的白细胞总数依然不配合地保持低水平。希望之城国家医疗中心的前门上面用大写字母写着"THERE IS ALWAYS HOPE（总是有希望的）"，我每次走进那里的大门时，都会把这句话记在心里。

◎ 其他人的希望与恐惧 ◎

记住，无论你是否得病，你的家人永远都是你的家人。你被确诊之前存在的那些分歧、怨恨、不良习惯和行为依然存在。你们都还年轻时，你的哥哥总是拿主意的那个人吗？他现在可能还是会试图负责管理你的疾病事务。从小到大，你的姐姐从来没有拥抱过你吗？那么她也不会现在开始改变的。关于你生病的事,他们有自己的恐惧、希望和感受。而且你的家人可能并不想谈论这些,或者他们可能老是想谈论这个问题。不管是哪种情况,最棘手的部分就是接纳他们的这些感受。说起来很容易,提建议也很容易,但是当你深陷治疗的时候,所有这些情绪可能会让你喘不过气。

如何设定你觉得舒服的界限完全取决于你。如果你的哥哥开车送你去做化疗,但是他的驾驶风格让你很紧张,或者你的妈妈打算在你"经历这一切"的过程中每天晚上陪着你,而你更希望她跟你的姨妈待在一起,你就要做好准备来谈这些事情。花大量时间来讨论出一个明确界限可能不太现实,尤其是在你和身边的所有人都知道,你也许会撑不住的情况下。时间很宝贵,为什么要花在争吵上面呢?但是除了"被诊断得了绝症、只剩下六个月可活、随你的意愿来度过剩下的时间"之外,总会有一个时候(大概在你被确诊七周的时候),你、你的家人和照顾你的人需要坐下来弄清楚一些基本原则。在第七周的时候,我注意到我的支持团队的耐心开始减退,态度开始有轻微的变化。一开始得知消息时的震惊和畏惧慢慢消退了一些,所有人都意识到,这场旅程要比最初预想的漫长得多,而且厌倦也乘虚而入。实际上,有一句话可以用来描述这种现象:同情心也有保质期。

理想情况下,所有人都能坐在同一个房间(或者视频会议以及任何其他人都能参与的形式),谈论接下来的一两个月的计划,以及怎么做才能帮助你熬过这段时间。利用这个机会来设定让你感觉舒服的具体参数。如果你的妈妈一直跟肿瘤科护士闲聊,而这会让你发狂,就让朋友或其他亲人陪你去化疗。不用表现得很暴躁,有些方法可以既满足你的需求,同时也不疏远你爱的那些人。如果参与人员中有孩子，这场谈话绝对至关重要：要优先为他们设定一个行事指南（更多这方面的信息，参见第九章"癌症时期的育儿——光着头给孩子准备午餐盒"部分）。

目标清单

在那些艰难的时刻里，让我振作起来的事情就是梦想着当这一切"结束"的时候，我要做什么事情——包括我自己要做的，还有要和家人一起做的。我列出了疯狂的清单，不一定是基于现实，但是梦想很有趣，当我感觉好一点的时候，再看这些清单会更有趣。去夏威夷度假、坐船去阿拉斯加、去打高尔夫球，或者去拉斯维加斯短期旅行，这些梦想也许能帮你撑过难熬的一周，甚至是艰难的一个月。计划一场旅行的每一个细节，这会让你的大脑关注另外一个美好的方向。我那个奇特的愿望清单上的事情包括华丽的重新装修的计划、秘鲁探险之旅，等等。虽然这些愿望基本都没有实现（只是目前为止！），但是计划的过程都助我渡过了难关。我能够听到海浪的声音，我能够感觉到脚下温热的沙子，这足以让我考虑以后，而不是盯着家里橱柜顶层摆着的一个又一个药瓶。

跟孩子一起制作愿望清单也会有帮助。我的女儿佩内洛普已经足够大，能够想到不远的将来，因此我们两个会一起制作可以实现的旅行或活动的小清单（例如坐船去旧金山，或者去吉尔德利巧克力工厂店买堆得高高的冰淇淋圣代），这样会让那一周变得更能够忍受。带孩子们去主题乐园，让黏黏的棉花糖黏在你的手指和嘴上，听一听过山车上的人们发出的尖叫声，给他们买爆米花和一沓通往各个游戏的门票，疯狂地玩一次。那些微小的事情现在比以往任何时候都更加重要。

在所有这些人（你的伴侣、家人、朋友、医疗团队）的陪伴下，你可能依然会感到孤单。我自己经常感觉到的孤独感让我非常吃惊。虽然可能会有人帮助你的日常生活，但是你才是那个血管被扎、身体里面充斥着各种化疗药物、因为放射治疗几乎动不了的人。归根结底，这是你的"公路之旅"、你的身体、你的人生。

◎ 应对"拒绝接受"和其他情绪波动 ◎

在确诊之后，我的情绪爆发毫无规律可循。最开始的几周，我觉得完全迷失了方向。你会感觉猝不及防，尤其是你一直保持着健康的生活方式，很少生病，并且以为这样就可以远离疾病的情况下。

伊丽莎白·库伯勒·罗斯对死亡、临终和悲伤进行了精彩的描述，她将濒临死亡的过程分成五个心理阶段，并将其应用到悲伤，写作了《关于悲伤：从失去的五个阶段寻找悲伤的意义》一书。这五个心理阶段并没有特定的先后顺序，你可能会经历其中一两个或者全部五个阶段。知道它们的存在可能会帮助你度过这个过程。伊丽莎白·库伯勒·罗斯在著作中还提到了预期性悲伤，这种情绪可能发生在死亡之前几个月，甚至几年。被诊断患有重病的患者可能会经历这个阶段，护理人员在看着深爱的人与疾病抗争时可能也会强烈地感受到这种情绪。出现这种情绪后，应该跟心理医生或心理健康专家谈一谈。

伊丽莎白·库伯勒·罗斯描述的五个阶段如下，没有特定顺序：

• 否认和拒绝接受。

• 愤怒。

- 讨价还价。

- 消沉。

- 接受。

回想过去时，我意识到，被确诊之后的最初几个月，我为自己的病感到非常悲伤，然后经过几个不同的治疗阶段后，我再次感到悲伤。一开始是否认、拒绝接受，最开始有很多天，我的脑子都在想这一切都是在做梦，并没有真正发生。"讨价还价"扮演了重要角色：老生常谈的那种"如果老天让我活下来，我就会做什么什么事情"。是的，我这么想过很多次。

在确诊后的第一年，愧疚也反复涌上心头。我很愧疚给所有人带来这么多麻烦和担忧，还花了那么多钱；我很愧疚作为母亲，不能照顾自己的孩子；我很愧疚过去吃过的巧克力饼干、喝过的酒、用来清洁家里的非有机化学用品。你会控制不住地经历一个自责的阶段。一个你会意识到自责是毫无意义的、荒唐的、疯狂的，但是另一个你会把过去的生活在脑子里不断回放，寻找本可以避免这一切发生的任何事情。

其中有几周，我非常强烈地嫉妒那些健康的人们。愤怒情绪自始至终都会出现，还有一段时间我非常消沉。我为失去乳房和卵巢而感到悲伤，为失去我的"旧时光"而感到悲伤。"接受"阶段则出现得很晚，是这几个阶段中出现得最晚的。

◎ 握住我的手：癌症患者该如何对待身体接触 ◎

有些人在治疗过程中会继续与别人身体接触——拥抱、握手，但是我完全不想被任何人触碰。你不应该触碰或亲吻别人，尤其是小孩子，以免被病菌感染。但是除此之外，还有你自己身体的不适感。在将近一年的时间里，我跟别人仅有的真正的身体接触都是医疗相关的：戳、捅、刺、探、切，甚至是监测。几乎是从我的胳膊埋上针开始，我就不断注意不让别人抓住我的上臂。我就是别人说的那种过度警戒的人。后来植入输液港导管，导致我的胸部很疼，所以就不太想和别人拥抱。在化疗期间，有些时候你会感觉不是那么糟糕，会更想和别人接触，但是在两场手术之后，我全身都感觉很疼，接下来的放射治疗让我的腋窝和胸部极其疼痛，持续了将近一个月，不想被别人触碰。

触觉是人类最重要的感觉之一，从拥抱之于新生婴儿有多么重要的基本研究，到展示抚摸动物会促进激素产生的研究，都说明触觉对精神健康的重要性。你可以握住一只手——护理人员、护士的手，或者抚摸猫、狗，甚至是兔子。美国很多癌症治疗中心都有宠物项目，例如北卡罗来纳州的杜克癌症中心的杜克宠物项目。经过认证的宠物会来看望患者，让他们抚摸、拥抱，并为他们提供陪伴。我的肿瘤放射医生的办公室有一只治疗犬，每次我去治疗时，它都会摇动尾巴，那是表示欢迎的信号。

这是我被隔离期间的一点启示，也是我以前从来没有想象过的事情。你无法意识到触碰在与他人的联系中是多么重要的部分。我的头是我全身上下唯一可以忍受别人触碰的部位，我的脚也可以勉强接受触碰。我永远不会忘记的一幕是，当我手术后躺在病床上恢复时，我的姐姐帮我揉脚。这个场景极其私密，也让我非常安心。

当我的皮肤愈合后，我在本地癌症医院保健科见到了一位癌症按摩治疗专家。她真的改变了我的一生。一场理疗按摩为我打开了接受新的自我的大门。问问你的治疗团队，看他们是否提供肿瘤患者按摩服务，或者是否能给你推荐经过认证的治疗专家。这类治疗通常有优惠，或者不收费。

◎ 我、自己和本我 ◎

我也曾经有过非常厌烦自己的时刻——非常厌烦关于癌症的一切，厌烦生病。我不想谈论它，想到它，或者在"癌症王国"再停留一秒钟。如果你因为病得太重而不能运动，不能工作，甚至不能做织毛衣或剪贴拼图这样的手工活，你很有可能会陷入厌倦情绪中。我不止一次地想到"空闲的大脑是魔鬼的游乐场"这个说法；你越有时间深思，就越有可能被诱惑着坐下来花更长时间内省。我看过的一本书建议说，我们应给日常的自怜自艾情绪设定一个时间限制：每天可以用 10 ～ 20 分钟来自悲自怜。这在我看来似乎过于苛刻，不过这是个很好的提醒，不要在脑子里阴暗的角落停留太久。我的建议是尽可能多看电影（只看喜剧和动作片）——美国电影协会在网址 www.afi/100Years/laughs.aspx 中列出了"有史以来最搞笑的 100 部美国电影"——把它作为目标，看完列出的所有电影！争取让有趣的朋友给你讲一些好笑的故事，听听广播电台（总有适合你的那一个），还有多看看书。

生病期间，让我免于过度思考自己的处境问题的，就是看到那些比我的情况糟糕得多的患者。这听起来可能很奇怪，但是这给我提供了动力，有助于避免太多的自我怜悯情绪。

在这场癌症治疗旅途中，有太多事情不可控，但是你可以控制自己的大脑。不要忘了这一点。我曾经听到过一位瑜伽教练在课上告诉我们，我们做任何事都可以坚持五分钟（这句话是用柔和的声音说出来的，当时我们这些学员都在用膝盖保持平衡，双臂往前伸直，肌肉正在颤抖）。这条建议帮助我熬过了两次自然分娩，还帮助我度过了这场治疗之旅的一部分。我不会骗你的，有时候感觉五分钟就像五年一样漫长，你会坐在那里大哭，感觉非常悲惨。但是我会提醒自己，看起来永无止境、不可能过去的五分钟总是会过去的。

◎ 肿瘤心理学：为什么要花钱找人听你说话 ◎

有时候，作为患者，当我感觉从家人、朋友和医疗人员那里得不到慰藉的时候，我也会非常吃惊。我想要谈的问题包括：我会死吗？我该如何应对这种完全失控的情况？我经常会感觉：我很害怕，需要跟人谈谈，但是没有人会跟我谈论这些。这些都是最亲近的人很难跟我详细讨论的话题。我需要跟一个远离我现在的处境的人谈一谈。幸好癌症治疗中心有一位肿瘤社工，给了我自由谈话的发泄出口，而不用担心会给我的家人造成更多担忧、痛苦或愧疚。我当时并不知道有一个专门研究癌症患者心理方面的分类学科——肿瘤心理学，20世纪70年代，纪念斯隆－凯特琳癌症率先开设该科室。我还把我的心理医生当作检验者，比如问他："是我疯了，还是这个感觉／体验／电子邮件／对话完全不正常？"能有一个人告诉我："不，不，不是你的错，而是癌症的错！"这一点对我来说很重要。

不要让经济问题阻挡你寻求精神健康协助，这是你的癌症治疗的一部分。还有，不要因为家人或朋友反对就放弃寻求心理治疗。如果你想去，就跟医生约个时间。很多医疗中心都提供低价的心理治疗,还有一些心理医生会按浮动价格收费。有些医疗保险计划包含心理健康保障,一定要查看你的保险政策是否有这一项。有很多类型的心理健康专家可以选择,包括肿瘤社工、肿瘤心理学家、心理医生和精神科医生(精神科医生是医生,也是唯一一种能够开药的心理健康专家)。有些规模较大的医疗中心,例如美国安德森癌症中心,有专门的肿瘤心理部门,为患者提供支持。你还可以在美国心理学会的网站(www.apa.org)上找到全国心理医生的数据库。

如果专业的心理治疗听起来没有吸引力,可以问问你的精神导师、牧师、拉比(犹太教的贤人),跟他们进行私密谈话,最好每周都能谈话。我有一位幸存的病友非常依赖她的教堂社团,她还认为她之所以能够战胜癌症四期,并同时抚养两个女儿,都要归功于这个社团。对上帝感到愤怒是一种正常反应,你可能会想跟你的精神导师谈谈你的这些想法。

◎ 医药箱 ◎

当你收到癌症诊断通知时,医生给你开出抗抑郁药的情况很常见——具体来说,就是一些选择性血清素再摄取抑制剂(SSRI)的一种或几种,包括喜普妙(西酞普兰)、百忧解(氟西汀)、依地普仑(草酸依地普仑)和左洛复(舍曲林)。一般来说,SSIR 比其他抗抑郁药的副作用更少。不要不好意思问你的医生抗抑郁药的问题。关于这些处方药存在很多歧视——我就遇到过有人当面说诋毁蔑视的言语——不过当我情绪低落到无法起床的时候,这些药物也提供了帮助。这是需要考虑的一点。

给肿瘤患者开抗焦虑药的情况也很常见:赞安诺(阿普唑仑)、烦宁锭

（地西泮）和阿提凡（劳拉西泮）是最常见的。它们是片剂，可能会导致嗜睡。跟你的医生谈一下这些药的副作用。你的肿瘤科医生可以开这些药，心理医生包括部分全科医生（也被称为初级护理医生）也可以开。

◎ 照顾好你的照顾者 ◎

被人照顾很难，尤其是当你是个成年人的时候。我们先来说说在这场"公路之旅"的某些时刻，你的家人会失去耐心，而且可能会处于态度恶劣的边缘。他们可能会花很长时间去厨房给你倒一杯水，甚至可能在半路上接电话，但是你需要放手随它去。生气要花太多精力和宝贵的时间。你的家人和照顾者也在遭受痛苦——精神上的，有时候也有身体上的。所爱的人看起来跟以前不一样、正在遭受痛苦，甚至可能会死，要照顾这样的人是很艰难的任务。

虽然你需要把注意力集中在你的健康上，你也需要为你的照顾者创造一点空间，哪怕他们不承认这种需求。他们需要暂时离开——面对现实吧——癌症护理的折磨，休息一会儿。不管照顾你的人是你的配偶、家人，还是朋友，记住下面这几件事可以帮助他们保持耐心，并且对他们也非常有帮助：

• 如果可能的话，分摊支持。意思是，依赖一群照顾者，这样每个人都不用承担护理的所有责任（否则既不能持续，又不现实）。当你的哥哥厌倦了去小镇另一端帮你买柠檬味冰棍的时候，问问你的好朋友。当你的朋友很忙的时候，打电话给你的表姐、表妹，看她们能不能来陪你坐会儿。给很啰唆而且有口臭的埃德舅舅打电话，问他能不能开车送你去做放射治疗。不是有个邻居一直问能不能帮忙吗？给她打个电话，让她来家里陪着你，等你的配偶回家。

· 说谢谢。不用经常说，要不然你一天得说上一千次，但是要足以表达你对他们的努力心怀感激。

· 如果你的配偶需要出差一次或者经常出差，鼓励他们去。如果那是他们需要（或者想要）做的事，就让他们投入工作中去，即使你需要四组朋友轮流来照顾你。

· 如果你正在接受治疗，并且正在应对恶心、过敏或食物限制的问题，把不能吃的食物列成单子，贴在冰箱门上。这样的话，当你的照顾者休息时，不管是谁过来帮忙，都能很清楚地了解你的食物禁忌。

· 鼓励他们休息。如果你可以自己撑 1～3 小时，就面带微笑地把你的照顾者打发走（也许还可以送上一张电影票）。你可能想要休息一下，相信我，他们也会想要休息的。现代社会，有了手机、电子邮件和即时通信工具，万一出现紧急情况，一般在几分钟之内就能联系到他们。一开始照顾者可能会觉得，他们必须一直守着你（我听过好几个人这样说），因此可能需要温和地劝说一下，才能让他们去休息放松。

· 记住，照顾者并不能一直做对的事情。他们会做很多小事情，有些事他们会做对，有些则会做错。

· 不要什么事情都亲自过问。如果你喜欢用一种方式叠毛巾，而詹妮表姐喜欢用另一种方式，随她去吧。这可不是分享你的家务诀窍的时候。

· 如果你知道某个互助小组或心理医生可以帮助你的配偶或家人，把这个消息传递给他们。如果你不愿意提到这些，可以让一个你信任的朋友来温和地传递这些信息。

• 照顾者也可能会感到被孤立和精疲力尽。他们需要时间来恢复精力、重新建立关系，哪怕是零零散散的时间。类似理发、散步这样的小事对照顾者的精神状态很重要。

• 尝试把你对癌症的盛怒控制（或保留）到你独处的时间，或是跟互助小组或心理医生在一起的时候。试着避免在餐桌上或者因为治疗而精疲力尽的时候发泄这些感受。我发现当看到冰箱里没有牛奶、酸奶或是当时需要的其他物品，或者垃圾没有扔出去，或者水池漏水还没修好的时候，最容易管不住嘴，发泄心中对癌症的怒气。最好避免让你的照顾者见证你发火的场景。

• 你的照顾者也许符合家庭医疗休假法案中规定的无薪休假来照顾你的条件。这项联邦法案允许满足某些要求的人享受停薪留职的假期。可以在美国劳工部的官网查看完整的标准清单（www.dol.gov/whd/fmla），或者让你的照顾者咨询他们工作单位的人力资源部门。

◎ 加入癌症患者互助小组 ◎

有些患者能够在他们的朋友、家人和配偶身上找到慰藉，有些患者则希望听到处于相同处境的其他患者的声音。跟想法一致、面临的挑战和处境跟你有一些（或很多）相似之处的人交谈，这会带来一些神奇的东西。

患者互助小组一般通过你的医生办公室或医疗中心来协调。关于互助小组的信息通常会张贴在电梯和候诊室。如果你住的地方离医生办公室或医院很远，通过非营利组织与其他患者进行网络或电话联系也是一个选择(更多信息参见"资源"部分)。我的很多幸存的朋友都觉得互助小组很有用,成员可以提出问题,讨论他们的情绪、治疗的副作用,以及其他话题。不过,要对互助小组的另一面做好准备——小组中的有些患者撑不到最后。除了感到心碎之外,这也可能成为你没有准备好应对的压力源。

如果你觉得跟人面对面交谈比较有吸引力的话,找一找你所在的社区有没有互助小组。互助小组的类别越具体越好:这样你就会获得更加精准的互动。特异性是谈论癌症问题的困难原因,每个人的体验都不同,因此也非常个人化。但是你还是有相当多的其他共同体验可以跟一个小组分享。一种较新的互助模式是通过非营利组织与一位导师建立联系。他们受过培训和审查,可以将癌症幸存者与患者进行匹配。我觉得比起加入随机的网络论坛,这是找到病友的更好的方法。不过,你觉得哪种方式适合你,就用哪种。

需要说明一下,我从没有参加任何互助小组。当时我的心理医生告诉我,我所在的地区有一个面向年龄较大的女性的互助小组,也许我的需求在那里并不能得到满足。我将其解读为"那里没有人能真正理解你所面对的问题,所以最好自己花时间到别处找找"。而后我开始了在长途奔波中接受治疗,根本就没有时间或精力去寻找离我近的其他互助小组。不过我的确渴望能找到一个这样的小组,渴望能找到一群不需要我解释就能非常理解我的话的人。归属于一个能够"倾听"我说话的小组这件事在很多层面上都富有吸引力,尤其是一想到我可以公开谈论我的健康和生命,不用担心我的孩子或我的姐姐的孩子会偷听时更为如此。孩子们的小耳朵有时候听到的东西比你想象的要多得多。

我最终的确找到了那些人——我把他们称为我的人，但是我们从来没有见过面。我利用一种非传统的方式创建了我自己的互助小组：我收到了很多友好的电子邮件，还有几个以前从来没见过，通过朋友的朋友认识的幸存者来医院看过我。而且这种联系立即就建立起来了。他们知道应该做什么，一般要跟我说什么。我现在依然还跟那些通过邮件介绍"见过"的朋友保持着联系。

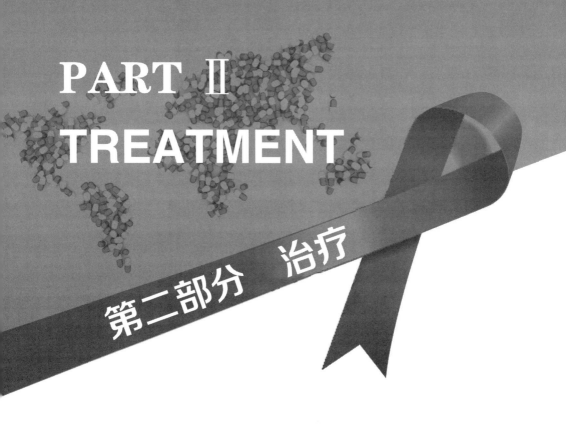

PART Ⅱ
TREATMENT

第二部分　治疗

第四章
化疗、放疗、手术和临床试验

在化疗、放疗和手术期间，除了按照约定时间出现以外，你在身体上没有什么好准备的。但是，在精神上和情绪上做好准备非常有必要，预先了解基本情况可能会起到安慰作用。对我来说，最大的挑战是，当我结束第一次化疗后，我知道几周后（或者按照你的治疗周期来计算时间）我还要回到那张病床上。本章将会讨论治疗中将会出现的各个环节，希望帮助你在治疗开始之前了解一些具体信息。

◎ 化疗入门 ◎

当你进入"癌症王国"时，有一条没有人会跟你分享的医疗法则：如果你可以避免这种情况或者可以做主的话，绝对不要把手术、输液或者任何医疗活动安排在周五。要在周末进行后续护理是世界上最令人沮丧的事情之一。跟它一起出现的还有那句咒语："做好准备。"在周五下午到来之前，把所有医生、助理、药房等的电话号码，以及医生非工作时间所在地点都整理到一起。墨菲定理也统治着肿瘤患者的世界——如果出现问题,通常会在周五下午或者周末出现。还有,不管那天是星期几,绝对不要约当天的最后一个号。如果医生或科室的进度落后的话,你要等的时间可能要比平时长得多。

治疗期间应该避开含有大量细菌的地方

◎ 不要碰飞机座位后面放报纸杂志的地方!

◎ 酒店房间的电话:用酒精湿巾进行清洁。

◎ 室内儿童游乐场地。

◎ 蒸汽房 / 热水浴池,尤其是公共的那种,比如说在健身房、酒店和疗养中心里的。

◎ 自动取款机和信用卡刷卡机:按键上满是细菌。用纸巾盖上按键,或者戴手套操作。

◎ 其他人的手:在治疗期间不要跟别人握手,只要微笑就好了。

我觉得你不可能为化疗的第一天真正做好准备。无论你看了、听了多少别人的故事,走进输液中心就像去新学校的第一天一样——一个全新的环境,有自己的一套社会规范、例行程序和气味。在开始治疗前,你的肿瘤科医生会问你是否得过水痘或带状疱疹(两者是由同一种病毒引发的)。如果你没有得过其中一种,你可能需要接种疫苗。你(以及家中的所有人)可能还会被要求打流感疫苗。

化疗以周期的方式持续数周时间,每个周期中间休息几周来让你的身体复原。比如说，如果第一周进行化疗，接下来三周休息，这就是一个周期（四周）。但是由于很多不同因素，化疗周期安排可能存在很大差异。你接受的化疗次数也取决于多种因素，包括你的体重大小、癌症类型和癌症发展阶段。

一般来说，化疗药物（或者用医学术语来说，是药剂）会杀死异常分裂的细胞。每种类型的药物会用特定的方式来实现这一目标。通常会使用一种以上的化疗药物进行化疗（被称为"联合化疗"）。使用某个药物组合可以提高功效或平衡副作用。根据癌症类型，化疗可以间歇或持续进行。有些类型的癌症需要持续（"连续化疗"）输液，通过患者佩戴的输液泵实现在家化疗。

根据药物的化学结构、发挥作用的方式，以及如何与其他药物相互作用，化疗药物被分为七个类别（有些药物归属多个类别，因为它们具有多种作用和方式）。

主要的化疗药物类别：

烷化剂：这类药的作用是破坏癌细胞的 DNA，从而阻止它繁殖。它们被用于治疗多种类型的癌症。这种类型的药物的风险是对骨髓的损害，美国癌症协会认为，使用该药物 5 ～ 10 年后，会增加白血病的风险。这个类别的药物被分成十个子类别，其中一个子类别包含所谓的"铂类"药物。把铂类药物归入烷化剂类的原因是它们会以同样的方式杀死细胞，但铂类药物引发白血病的风险更低一些。铂类药物一般通过静脉注射，常用的铂类药物包括顺铂、卡铂和奥沙利铂，因其都含金属铂的衍生物而命名。

蒽环类药物:这类药也会破坏癌细胞的 DNA。长期使用可能会造成心脏损伤。这个类别的药物包括表柔比星和多柔比星(阿霉素)。

抗代谢药物:这类药物会干扰 DNA 和 RNA 的合成,从而阻止细胞繁殖。阿糖胞苷和氨甲蝶呤是抗代谢剂的例子。

抗肿瘤抗生素:这类药物不是常规的抗生素,它们会攻击癌细胞的 DNA,以阻止它们繁殖。

皮质激素类药物:有时候被简称为类固醇药物,是激素和类激素物质,在用于治疗癌症时被当作化疗药物。这个类别包含泼尼松和甲泼尼龙(甲强龙)。

有丝分裂抑制剂:用于治疗多种癌症。蛋白质是肿瘤细胞增殖所需的,而这类药物通过抑制参与蛋白质合成的酶发挥作用。包括紫杉醇(Taxol)和伊沙匹隆(易莎平)。

拓扑异构酶抑制剂:这些药物会干涉拓扑异构酶,导致癌细胞死亡。被用于治疗睾丸癌和白血病。

其他化疗药物:不适合以上类别药物的其他化疗药物,它们发挥作用的方式各不相同。例如蛋白酶体抑制剂硼替佐米(万珂)。

肿瘤科医生推荐化疗是为了以下三种用途之一:治愈、控制或缓解。需要澄清一下,肿瘤科医生不会说"作为治愈方案",而是可能会把它称为"带有治愈意图的治疗",因为癌症无法治愈。使用化疗来控制病情时,不管是作为辅助治疗(在癌症手术后,为了杀死癌细胞),还是新辅助治疗(在癌症手术前,为了让肿瘤缩小),目标都是控制肿瘤的生长,要么阻止它生长，要么让它缩小。化疗药物也可能被当作缓解剂，让癌症晚期患者感到舒服一些。

给患者使用化疗药物（用医学术语来说，是给药）的方法有无数种，大部分情况下通过静脉注射或口服。

四种最常见的化疗给药方法如下：

- 注射（肌肉或皮下）。

- 口服（药丸、胶囊或液体形式）。

- 静脉（静脉注射）。

- 病灶内注射（直接注射进肿瘤）。

其他不太常用的方法包括腹腔注射（IP）、鞘内注射（脊髓液内注射）、动脉注射和透皮给药（皮肤表面，在皮肤癌治疗中比较常见）。

◎ 第一天化疗 ◎

所有的癌症治疗机构都各不相同，不过第一天的化疗有很多共同之处。医疗中心或医院提供化疗的区域一般叫输液中心。找一个人开车送你去，再带你回家，不要试图自己开车，尤其是在开始治疗之后。一般允许患者带一个家属进入输液中心，不过不同医院的规定可能存在差异。

第一个要去的地方是登记服务台。然后你可能得坐在等候区，直到被带进真正的输液区域，那里会有椅子（一般是蓝色或绿色的塑料椅子）。如果幸运的话，你还能坐上那种宽大舒适、可以向后躺的椅子。如果你是在较大的医疗中心,或者当天患者比较多,可能就只有普通椅子可坐。有些医疗中心有好几个房间,每个房间安排一些患者围成圈坐着,或者把椅子靠着墙摆放。有些医疗中心还有带椅子或床的单人房间。椅子的分配一般遵从先到先得原则,不过病情最严重的患者总是会有优先权。

你会从其他来接受化疗的患者身边经过。他们有的戴着帽子,穿着睡衣;有的则头发浓密,穿着上班的衣服……(一般不会看到孩子,因为儿童患者都在儿科的肿瘤治疗区域)一般来说,输液中心都很安静,除了仪器的"哗哗"声和小声交谈的声音。

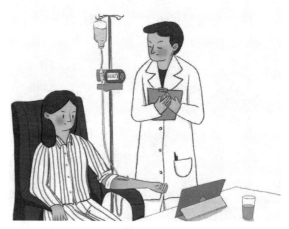

化疗的时候,有些患者会织毛衣、看书、玩填字游戏、用笔记本电脑工作,有些则会吃吃喝喝。我从来都不想跟人说话,有时候我会用平板电脑看电视剧

如果你无法忍受这些声音的话,可以戴上耳塞。

肿瘤科护士会做个自我介绍,并给你安排椅子坐下,然后带来静脉注射的化疗药物袋,可能还会有止吐药。你的肿瘤科医生应该会——希望他们也真的会这样做——过来跟你聊几句。护士会再三确认你的姓名、出生日期和给药顺序,然后通过胳膊上的静脉针或者输液港(如果你已经有的话)给你连上输液袋。输液袋会挂在金属输液架上,然后护士会按下输液监控器的按钮,药物开始在导管中往下滴。最开始药液进入静脉时,你的胳膊可能会感觉到凉,不过过段时间后你就没有任何感觉了。有些医疗中心为接受化疗的患者提供毛毯，甚至还有餐饮服务，不过如果没有的话，还是自己带个披肩或毛衣，以免感冒。

医疗机构可能会给你们播放一段"欢迎来化疗"的视频，里面会用陈腐过时的术语来解释化疗的过程以及可能出现的副作用。我的一些幸存者朋友当时被要求参加一个化疗前的"预备"课程。不过再强调一下，每个医疗中心都有自己的流程。在按照预约时间开始化疗之前，可能会要求你抽血，因此要留出额外的时间，这样就不用风风火火地四处乱冲了。

在第一天化疗的时候，护士会严密监控你的情况，以及时发现你对药物是否有其他不良反应（例如皮疹或其他副作用）。我很幸运，没有出现任何不良反应。我只是坐在那儿靠着椅背，试着看无聊的杂志。我化疗的时候一般都会听播客节目，有时候会用平板电脑看看电视剧，从来都不想跟人说话。有些患者会看书、织毛衣、用笔记本电脑工作、玩填字游戏，有些则会吃吃喝喝。根据你要接受的化疗药物的量，以及你所患的癌症类型，一次化疗可能需要 1～2 小时不等，不过第一天最多可能会持续 7 小时，因为他们会在输液后多花些时间来监测你的反应。输液架有轮子，因此需要的话，你可以推着它去洗手间。当输液监控器开始"哔哔"叫时，输液就结束了。在化疗过程中可能会有很多"哔哔"响的情况：当输液管进空气或者电池电量低时，输液监控器都会响。护士会给你拔掉化疗药液，换用生理盐水冲洗静脉导管，然后放你离开。治疗结束后，你可能需要在输液中心再待上 30 分钟，以防万一有什么不良反应。不过再次说明一下，这要看情况，所以你可以提前问一下护士。肿瘤科护士训练有素，了解很多有用的信息。你也许每次治疗都会见到同一个护士，不过她们一般会轮流当班。

化疗的最后一天——是的，想象一下那一天！——也会永远留在你的记忆里。在我输液的最后一天，我的一个好朋友带来了带有火烈鸟图案的塑料杯，我们一起举杯庆祝，喝了苹果气泡酒。我有一段输液结束时的视频——我觉得那是我笑得最开心的一次。每当想到那一刻，我依然会激动不已。

虽然结束了输液化疗，但是我以口服的形式——口服试验药物维利帕尼（ABT-888）——继续进行了差不多两年的化疗。维利帕尼是一种荧光绿色的胶囊，我每天要吃八粒。药瓶上的标签用粗体字母写着"CHEMOTHERAPY（化疗）"，并且说明该药物不能用手接触，因此我会戴着乳胶手套或者试着把它们倒进我的药品分装盒。然后我就把它们放进嘴里，喝水吞下。每天口服化疗药物不会像输液化疗那样让人变得虚弱，我的头发没有脱落，也没有恶心呕吐的反应，但是我也没有感觉到身心愉悦。我为自己还活着而感到神奇、开心和幸运。但是我经常感到精疲力尽，觉得自己不再是以前的那个自己。我本来被告知，我可能接下来一辈子都要靠这种药续命，所以当莫赛医生让我完全停止化疗的时候，我真的喜出望外。我的姐姐和我在检查室跳来跳去、互相击掌，还把莫赛医生拉过去一起紧紧拥抱。我可以向你保证，这并不是在肿瘤治疗科室中的常规行为。

◎ 使用输液港还是静脉输液？ ◎

在化疗输液时，使用输液港要比静脉输液好，原因有几个。首先，不同患者的静脉粗细可能存在很大差别。当化疗药物进入静脉时，较细的静脉可能会受损，有时候还会永久受损。静脉扎针时，在之前的治疗中受损或留下伤疤的静脉会从针头处滑走，让扎针变得更困难。静脉受损还会减慢化疗药物的流动速度。而当化疗药物经过较粗的静脉时，就会迅速分散到体内。其次，通过静脉输入的化疗药物可能会从针头的位置渗漏，对周围的皮肤造成损害，而使用输液港基本可以避免这种问题。最后，如果你必须反复接受静脉给药，随着时间推移，静脉可能会开始塌陷。

输液港还会带来更大的活动自由，尤其是当你在医院的时候。在最后一次化疗完成后，一般不会马上移除输液港，医生得确保你不再需要继续化疗，而且移除是一个手术过程，需要由介入性放射科医生来完成，或者通过外科手术。在真正移除之前，输液港每六周需要清洗一次，一般由护士进行清理。关于输液港的更多信息，参见第二章的"癌症术语 2: 你将会反复听到的医学术语"部分。

◎ 化疗后第二天 ◎

在化疗输液后的第二天，你可能会被要求再次来到医疗中心或医生办公室（如果是周末的话，有时候是去医院的门诊部），打一针培非格司亭。这是为了促进一种叫作中性粒细胞的白细胞生长。化疗会破坏这些细胞，并导致嗜中性白细胞减少症，即血液中的绝对嗜中性白细胞数降低。

注射这种药的副作用可能会很痛苦，它可能会让你感觉疼痛不已，就像流感的感觉一样。有些医生会推荐服用开瑞坦（一种非处方类的缓解过敏药），可以帮助减轻疼痛感。另外一种注射用的促进血细胞增长的药物是重组生长激素，这种药物可以在家用药。制药公司为了能让患者在家注射培非格司亭，专门生产了培非格司亭 Onpro 工具包（咨询一下你的肿瘤科医生）。

◎ 化疗的副作用 ◎

化疗出现的副作用通常是由体内健康细胞受损造成的。化疗药物无法区分癌细胞和健康细胞，它会攻击所有细胞。以下是你需要应对副作用做好的一些准备：

家庭必需品

随着治疗的进行，你会发现各种各样需要用到的东西，下面列出了一开始家里要准备的物品清单。我把它称为"我的癌症工具箱"：

◎ 一次性橡胶手套（大型连锁超市有整箱出售）

◎ 姜汁汽水或者你喜欢的饮料

◎ 一支可靠的数字温度计

◎ 消炎药膏和创可贴，以防万一你被割伤或划伤

◎ 香皂和洗手消毒液（为你和来访的客人准备）

◎ 温和（不含化学成分和香精）的沐浴液

◎ 一次性口罩（它们不好看，但是在生病或旅行时，你需要保护自己）

◎ 可以在家里和床上穿的柔软舒适的袜子

◎ 漱口水、薄荷糖

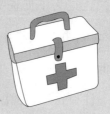

脱发：如果你在接受化疗，脱发的情况很常见。一般在第一个或第二个疗程后，头发开始慢慢脱落，具体时间取决于你接受的化疗药物类型。

尿液变化：如果化疗期间你的尿液变成红色、橙色或荧光黄色，不要吃惊，有些化疗药物中加有染色剂（阿霉素是亮红色的，因此它被称为"红色魔鬼"，不过我性格很阳光的朋友 K 把它叫作"红色阳光"）。输液之后，尿液带颜色的情况可能会持续长达 48 小时。如果几天之后，尿液颜色还是不正常，或者看起来带血或者混浊不清，就要告诉你的医生。你必须注意尿路感染的迹象，因为它可能会导致肾脏感染。多喝水可以帮助你排出体内的废物。

精液和月经：化疗之后的几天或几周内，精液的气味和颜色可能会受影响。再说明一下，多喝水，如果症状持续下去的话，就告诉你的医生。在化疗期间，一些女性患者会经历月经量很大的情况。在进行妇科肿瘤或结肠癌的放射治疗时，也可能会出现这种情况。但是如果出现不正常的出血和排泄情况，一定要告诉你的医生。

风湿病：化疗可能会引发风湿病，也就是说，化疗药物会让你的关节和肌肉感觉疼痛和僵硬。

体重增加：有些化疗药物会导致体重增加（我在化疗期间体重大约增加了 19 斤）。

激素变化：有些化疗药物会导致女性患者出现潮热等更年期症状。关于激素疗法和更年期的更多信息，参见第十二章"激素和更年期"部分。

眼睛不适：化疗期间可能会出现眼睛水肿、发痒的情况。

皮肤淤青：有些化疗药物会对你的身体产生异常的作用。比如，卡铂可能会积蓄在你的静脉中，并在几个疗程后让静脉的颜色变深。有一天我一低头，发现我的胳膊内侧青一块紫一块的，全是淤青，并且感觉酸痛。这不过是癌症引起的让人吃惊的现象之一，不过最终这些淤青都消退了。

指甲：化疗药物可能会影响手指甲和脚趾甲。有些患者的指甲会变黄或者脱落。关于指甲的更多信息，参见第八章"涂点儿口红：让我兴奋的小玩意"部分。

神经性病变：在化疗或放射治疗期间，有些患者会经历严重的神经性病变。最常见的症状是手脚刺痛，有时候会非常严重，需要找足科医生诊断足部问题。如果你的工作需要长时间站立或行走的话，可能会加重足部的神经性病变。神经性病变可能会非常痛苦，不过可以使用止痛药缓解，局部使用利多卡因贴片等外用止痛药贴也很有效果。有的医生会推荐进行针灸治疗，服用营养补充剂谷氨酰胺也有缓解作用。运动也能减轻痛苦，尤其是散步和游泳。这些备选方案都可以跟你的医生探讨。关于神经性病变的更多信息，参见第二章"癌症术语2：你将会反复听到的医学术语"部分。

体温变化：体温变化也可能会出现。化疗之后，需要对你的体温进行监测。花钱买个优质可靠的体温计。体温超过37.8℃就要住院，因此如果你开始发烧，就要给你的医生打电话。化疗之后有些日子，我一直都觉得很热，有些日子又觉得很冷。如果大冬天你热到把窗户全都打开，而你的家人和朋友却穿着羽绒外套坐在你旁边时，不要太吃惊。

得了癌症之后要远离的其他东西

◎ 公园里带有纪念牌的长椅。大多情况下这种长椅上刻着的都是一个悲伤的故事。这是我的亲身经历：我带着孩子在镇上的公园玩时，低头看了一张长椅上的纪念牌，然后认出了上面的名字。那是我妈妈的一个朋友，她在我七岁那年因为乳腺癌去世了。这是个令人震惊而又萦绕心头的事情，但并不是我在化疗期间需要考虑的。

◎ 任何形式的讣告。这包括报纸、校友会杂志、网站，以及其他任何地方刊登的讣告。很多人死于癌症，而你并不需要提醒自己这个问题。

◎ 与你无关的医院。这是说，不要去医院或任何医疗环境探望别人。你自己已经有很多访客了，去探望别人很有可能只会让你不安。而且医院还有病菌——非常非常多的病菌。

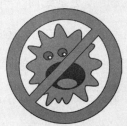

◎ 自责。不要因为过去所有"被浪费的"时光而责备自己，没有人能预料到这场病的发生。

脱水：这是一种常见的副作用。在接受化疗时，多喝水非常重要，不仅是为了确保药物在你体内流动，而且还因为脱水会加剧便秘和恶心症状。要避免摄入咖啡因和酒精，因为它们都会造成脱水。我通过喝稀释的椰子水和白开水来保持水分充足。除了处方药之外，肿瘤科医生也许会让你输生理盐水或含钾的生理盐水，以补充水分。就像化疗输液一样，在医院或医疗中心通过静脉来输液，可能需要大概两小时。我曾坐着连输六瓶这样的药，连续三周，每周两次。我会带书和杂志来看，还会叫朋友来陪我打发时间。输液会让我浮肿，不过除此之外没有什么副作用（就是很无聊）。

恶心：一旦开始治疗，恶心将会成为你的生活的一部分。美国癌症协会称，80% 的癌症患者在治疗期间会经历恶心。也许只是恶心，或者还有可能加上呕吐。据悉，某些化疗药物比其他药物更容易引发恶心。确保在化疗开始前向医生提及与恶心相关的病史，这样你们就可以一起计划预防方案。你肯定不想在第一次化疗疗程结束回家后，还要打电话联系医生或护士，再去药房买药。提前规划为宜。

在化疗输液期间和结束后，恶心程度可能会加重。我在服用片剂化疗药物后，更是无时无刻不在恶心。我随时随地都带着医生开的止吐药，而且在家里、钱包里，还有车里都放上止吐药。止吐药是用于控制恶心和呕吐的药物。你将会熟悉 5HT-3 拮抗剂这类止吐药。它们有胶囊、液体和静脉注射液的形式，通常在化疗输液前或放射治疗前服用。一定要问问你的医生，哪些药可以报销，因为有一些止吐药非常贵，你可能需要医疗保险公司的预先批准，或者需要协调财务支援来帮助支付这些药物的账单。止吐药是治疗的重要部分，并且是影响你的生活质量的重要因素。

常见的处方类止吐药包括：

昂丹司琼（品牌名为枢复宁）：为片剂，可溶解（如果你吞咽有困难的话，这种药很有帮助），也有注射液形式，可以输液或注射。它可能会很贵。

格雷司琼（凯特瑞）：有注射液和片剂的形式。还有经皮肤吸收的格雷司琼透皮贴剂。这种药很贵。

异丙嗪：有片剂、糖浆和注射液的形式。

曲美苄胺（盐酸曲美苄胺注射液）：有胶囊和注射液的形式。

康帕嗪（丙氯拉嗪）：有片剂、栓剂和注射液的形式。

盐酸帕洛诺司琼：只用于严重恶心症状的注射液。

止敏吐（阿瑞吡坦，福沙吡坦）：以注射液或胶囊的形式给药。这是一种非常有效的止吐剂，不过可能很贵。对我来说，这种药的注射液更有效果，它成了我的化疗疗程的一部分。

多拉司琼：片剂形式。非常贵。

地塞米松：以注射液或片剂形式给药。这是一种类固醇药，有时被用来控制恶心，促进食欲。

对于有恶心症状的患者来说，如果你真的什么都吃不下，普通的苏打饼干或清汤是一个良好的开端（关于食物的更多信息，参见第五章）。找到对你有效的东西的最佳方式是反复试验，既包括药物，也包括食物，所以不管对你有效的是什么东西，坚持使用就行了。如果苹果汁能让你更好受一些（而且你也能咽得下去），就在冰箱里多准备一些。如果你喜欢喝某个牌子的姜汁汽水，就多买一些。有些人在化疗前吃东西；有些人在化疗时喝果汁；有些人则在化疗后吃东西——没有什么是"正确的"方法。

如果你吐了，要找个人来看看，并记录呕吐量和颜色。我的丈夫不得不在我的呕吐物中查找我吃下去的试验药物,以确定这种药有没有被消化吸收!这就是真爱。

记住,癌症治疗是一场马拉松,而不是一场冲刺短跑。正当你以为 X 将会发生,并且把这件事搞定了的时候,新的因素出现了,然后 Y 发生了。这是患者的观望游戏的一部分,是为了知道你的身体对有毒的鸡尾酒药物有什么反应。

记忆衰退: 化疗的另外一个副作用是记忆衰退,通常被称为"化疗脑",正式说法是"认知障碍"。每个人经受记忆衰退的程度都不一样。对我来说,记忆衰退程度是逐渐增加的。比如我本想去刷牙,但有时会放下牙膏,走出洗手间,然后再走回去,搞不清楚我最开始是要干什么。这极其令人沮丧,感觉就像眼前有一片挥之不去的浓雾。有时候还会感觉词不达意——我的脑子里会出现物体或人的图像,但是却想不到描述他们的正确词语。而且记忆衰退还会持续存在,在我结束化疗四个月后,我依然还是很难说出某些词,而且不得不把所有事情都写下来。我总是随身带着记事本和一支笔,还需要别人帮忙整理我的日程安排。

这是你需要别人(朋友或家人)帮助你的另外一个原因,为了保证你的各种预约能正常进行,为了孩子们的生活能一如往常。这也是我随身携带七天式药盒的原因,因为这是我能够弄清楚我要吃的药的唯一方法。记忆衰退是化疗药物和你服用的其他药物共同造成的副作用。切记要跟你的医生谈你感受到的副作用,不过要知道,你并不是唯一一个怀疑你在某个节点会失去理智的人。好消息是,记忆衰退最终会消退,要花的时间可能比你预想的要长,但是随着时间过去,你的记忆力会回来的。如果你记忆模糊的时间比较长，问问你的医生。有时候医生会推荐你服用治疗阿尔茨海默病的药物。

便秘：强调一下，便秘是每个癌症患者都会遇到的问题。（把它想成"公路之旅"上的一个肮脏的加油站厕所，你知道它早晚会来的，提前做好准备。）很多癌症药物尤其是止痛药，都会让你严重便秘。阿片类止痛药物会麻痹你的胃，降低你的排便欲望，增加正常排便的难度。我的每一个癌症幸存者朋友都提到说，便秘是癌症最可怕和令人沮丧的问题之一。

医疗界用一个迷人的术语来称呼癌症治疗"公路之旅"的这个部分：肠道管理。你的肿瘤科医生应该会给你开大便软化剂和轻泻药。磺琥辛脂钠和比沙可啶（多库酯钠）是两种常见的大便软化剂，新那力通便丸（senna-lax）是常用的轻泻药。大便软化剂和轻泻药共同发挥作用，因此需要一起服用。简单来说，两种药一个是软化剂，一个是助推剂。据哈佛医学院称，粉末状的轻泻药，例如美达施，实际上会加重止痛药引起的便秘。要按照医嘱来服用大便软化剂和轻泻药，不要为了立即见效而试图过量服用（过量服用可能会造成严重的副作用，包括扰乱你的肠道的正常功能）。如果大便软化剂和轻泻药没有发挥预期作用，要告诉你的医生。

除了吃药治疗之外，还要多喝水。试试喝一杯西梅汁或者一杯热柠檬汁，它们会帮助肠道蠕动。任何热的液体都会促进肠道活动。我试过草本"清肠"茶，但是它对我不起作用。治疗便秘最重要的是要活动起来。走路等运动会促进肠道蠕动。如果你的体力有限，哪怕是绕着房子走两圈，或者在街上走一走，总比什么都不做要好。

除了感觉不舒服之外，便秘可能会加重其他症状，导致其他问题。而且说真的，抛开别的不说，灌肠并不是你希望体验的东西。如果你三天都没有排便，要立即打电话给你的医生。严重的便秘可能需要住院（除了灌肠之外，也可能需要用手解除大便嵌塞和人工取便）。

化疗期间绝对不要做的事情

◎ 园艺活动。因割伤和接触泥土中的细菌而造成感染的风险太高。戴上厚手套，或者暂时不要做园艺工作（请让朋友帮忙修剪草坪）。

◎ 清理猫砂盆。猫的粪便中含有被称为弓形虫的寄生虫，可能会导致弓形虫病，对你的身体造成巨大伤害，尤其是在你的免疫系统受到抑制的时候。把清理猫砂盆的任务交给别人。

◎ 献血。你在治疗期间不能献血。在完成治疗之后，也许你就可以献血了。请查看美国食品药品监督管理局的规定。另外，每个献血中心都有各自的筛选方案。

◎ 操作重型机械或汽车之外的其他器械（驾驶汽车可能也会被排除在外）。

◎ 过量饮用酒精。酒精会增加你的肝脏负担，而肝脏在化疗期间的负担本来就已经很重了，而且过量饮酒还会造成脱水。更不要说，因为化疗的缘故，你可能根本就不想喝任何东西。

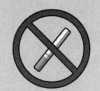

◎ 抽烟。这一条不需要解释了。

治疗期间，你将会不断地跟人谈论排便问题。如果我前面没有提到这一点的话，那就是我疏忽了。几乎你见到的每一位医生和护士都会问

你是否排便和放屁，以及具体的时间。这是了解你的身体对化疗药物有何反应的参考。因此你要做好准备进行一些疯狂的谈话。

要记住，预防便秘比治疗便秘要容易得多。我的医生关于便秘的名言是："你必须主动防范。"对便秘问题采取积极预防的建议可能并不适用于某些类型的癌症患者，如直肠癌或结肠癌患者，因此在采取任何措施之前，一定要先问问你的医生。

◎ 化疗和你的口腔 ◎

虽然化疗药物一般是通过静脉输入你的身体，你的嘴巴也会受化疗副作用的影响。你的牙龈可能会非常敏感，嘴巴干涩，出现口腔溃疡。口服化疗药物可能也会出现这些副作用。

在化疗期间，你不能去看牙医，因为被感染的风险太大了。在完成化疗疗程之后，每次去看牙医后，你可能还得接受一个完整疗程的抗生素治疗。有相关问题一定要咨询你的肿瘤科医生。总的说来，你得更注意保持口腔卫生。

以下是一些需要牢记的注意事项：

• 使用软毛牙刷和针对敏感牙龈的牙膏。如果你的口腔受不了牙膏的刺激，用小苏打和清水混合来刷牙。如果刷牙对你来说太过痛苦的话，用湿纸巾或湿的软布轻轻地擦一擦你的牙齿和牙龈。

• 如果你的牙龈很疼，或者牙龈线旁边开始出血，不要使用牙线。

• 如果你的口腔或喉咙开始出现溃疡，问问你的医生，有没有外用麻醉药可以用来缓解你的疼痛。

· 用百特能防口干漱口水来漱口。这是一种专门针对患有口干症人群的漱口水。生产该漱口水的公司还有一种用于口干症的凝胶。购买这两种产品都无需处方。

· 如果你得了口干症,在随身包里和床头柜上准备一些止咳糖或者薄荷糖。可以尝试在房间里放一台加湿器,保持空气湿润。

· 避免吃非常干的食物(比如说又干又硬的面包)和辣的食物。这两种食物都容易引发口腔溃疡。

· 尽可能多喝水。如果你的嘴巴真的很难受,可以用吸管来小口小口地喝。

· 涂抹润唇膏来保持嘴唇湿润。

◎ 味觉和嗅觉的改变 ◎

化疗既会改变你的味蕾,也会改变你的嗅觉。50% 的化疗患者都报告说他们的味觉发生了变化。味觉变化的医学术语是味觉障碍。医生认为,味觉障碍的原因可能是化疗药物对口腔产生了影响,人的口腔中有一百万个味觉感受细胞,它们会生成信息传给大脑。有些类型的药物比其他类型的药物更容易造成患者的味觉变化。很少有医生会提前告知患者这个副作用:一份 2009 年的报告显示,只有 17% 的患者在开始化疗前被告知了这方面的信息。

没有药物可以治疗化疗造成的味觉障碍,因此你只能通过反复试验来解决这个问题。我在治疗刚开始时总是觉得嘴里有金属味,后来则觉得嘴里是苦味。吃姜糖和黑巧克力会带走那些味道。使用金属餐具可能会加重嘴里的金属味道，因此可以尝试使用塑料餐具，看看是不是会有帮助。无论如何，你需要记住，不是你出了问题，而是化疗的原因。关于食物的更多信息，参见第五章。

一些气味可能会让你恶心。为了尽可能减少气味，给喝的东西盖上盖子，或者用吸管来喝，还可以试试在开着窗或者空气流通的房间里吃东西。如果你不想闻到洗衣液、香水或其他浓烈气味，让你的朋友在门口贴个告示，这样朋友和家人来看你的时候可以避免带来这些气味。你也可以把这个要求发到社交媒体上给朋友和家人看。关于社交媒体的更多信息，参见第一章的"日记、邮件、博客和其他公开讨论形式"部分。

◎ 手 术 ◎

一些癌症需要通过手术来治疗，因此无论你是因为幸运而完全跳过了化疗，还是已经完成了为手术做准备的化疗，你都应该看一看接下来的内容。就像我在前面提过的，医生可能跟你提到过"手术"这个词，你的医疗团队也跟你讨论过实施手术的可能性，但是谈话结束后，你可能发现自己忘了医生所说的一切问题——将会发生什么、手术后你会有什么感觉等。我在一年内先后做了两次手术，以下是我能传给你的一点经验，或许可以让你的手术经历更顺畅一些。

术前准备

无论你是要接受结肠癌手术、口腔癌手术，还是乳房切除术，在为那个重要的日子做准备时，都会涉及众多因素。这里的内容不涉及截肢术等更大的手术。你的外科医生会跟你约时间在他们的办公室见面，讲述手术过程及可能发生的风险，并回答你的疑问。根据手术类型的不同，你的外科医生可能还会提到组织（皮肤、骨头、器官或血液）捐赠的问题。有些医疗中心设有进行医学研究的组织库。捐赠完全是匿名的，不过需要你的年龄、种族和性别等信息。

在跟外科医生见面之后，我在手术前 3 ～ 4 周的时候参加医院的术前准备课。再说明一下，每家医院或医疗中心都有各自不同的规定。有些医院要求患者上一次课，有些医院甚至没有这样的课程。

这些准备课程一般持续 2 小时，由外科护士向患者介绍一般性问

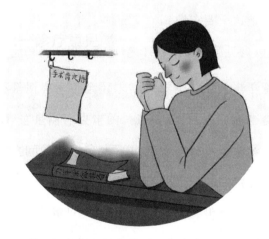

手术前担心和害怕是患者的正常情绪。你可以在书店和互联网上找找"为手术做准备"的指导书籍，我自己做了一份"手术肯定语"的列表

题和医院的手续，例如什么时间到医院报到、麻醉的类型，并解答患者的疑问。参加课程的患者要接受的手术都不一样。在我参加的那次课上，一位女士要接受膝关节置换手术，另一个患者则要接受脚部手术，等等。我让我的姐姐跟我一起，帮我做笔记，并在那里陪着我。手术真的让我感

到非常害怕,外科医生自然有理由对自己的能力感到自信,但是对他们来说日常例行的工作,对你来说却是一辈子只有一次(希望如此)的体验,因此担心和害怕是患者的正常情绪。描述这种情绪的专业术语叫作"术前焦虑"。我发现谈论整个手术流程、了解来自可靠来源(换句话说,不是互联网)的更多信息会帮助我平静下来。当下,身体与心灵的联系正在得到医疗界的更多关注,一些心理暗示方法,诸如引导想象、自我肯定法等应对担心的方法,越来越多地在医疗中心被应用。我练习过一些观照的方法。书店和互联网上可以找到无数"为手术做准备"的图书或有声书。问问你的医疗团队,看是否有针对害怕和焦虑情绪患者的术前研讨会。我还有一份"手术肯定语"的列表,我看了一遍又一遍,而且我还增加了一些祷告。在做接受手术的思想准备时,准备工作做得越多越好。

接下来,医院的一位护士会在手术前给你打电话,核对你手术相关的具体信息,比如你现在所服用的药物、过敏史、你预约的手术类型(是的,是左侧乳房,不是右侧乳房;或者是左侧肾脏,不是肝脏)等。护士还会跟你确认抵达医院的时间(如果是大型手术,一般是在上午)。如果你可以提建议的话,记得要求把手术时间约在上午。医院的手术时间安排就像航班时间表一样:随着上午的时间过去,会出现越来越多的延迟,而你肯定不想你的手术被延期。跟大多数医疗预约一样,尽量把手术约在一周的前几天(手术时间完全取决于外科医生的时间安排,不过你可以试一下)。医疗团队会建议你在手术前戒烟戒酒,因为这样有助于降低感染的风险。

最后,在手术的前一天(或者前一晚,像我经历的一样),外科医生会在家给你打电话,确认你的状况。你将会被告知,在手术前一晚用抗菌皂清洗脖子以下的身体部位。他会要求你在某个时间点之后就不再进食任何食物或液体,或者服用某种药物。我当时的情况是,负责摘除我的卵巢的妇科肿瘤外科医生"提醒"我要服用轻泻药。之前从来没有人告诉过我这个信息,因此我的丈夫不得不赶紧跑去一家24小时营业的药店买回来,然后我匆忙一口吞下。不用说,这完全不是手术前一夜的理想场景。因此一定要提前询问医生关于药物、流程或者其他任何你想知道的问题。(虽然出了那个小问题,但是我安然度过了持续13小时的手术,没有出现任何问题!)

记住:在手术前的12小时内,你绝不能进食任何东西!(这叫作术前禁食。)不要偷偷往嘴里塞一把巧克力豆或者一个三明治,还打算第二天早上撒谎说没吃东西。吃东西是个很大的安全隐患——你可能会在麻醉状况下呕吐,这将会导致感染、肺炎以及其他并发症。如果外科医生发觉你的体内有任何液体或固体,手术可能会被取消,因此你要遵守规则,乖乖禁食。

最后一条,也是最重要的一条建议:确认你的手术地点!有些医疗中心有好几个地点,你非常有可能弄混不同的地址。让你的亲人、照顾者或朋友再三确认地址、报到时间和停车情况等信息,以确保手术日当天不会出现其他意外。

重要的日子

几乎所有的重大手术都定在上午(实际手术时间可能在上午10点钟开始,但是你必须提前2～3小时到达医院)。我有没有说过,在我的两次手术之前，我都很紧张？手术前一天晚上，我的妈妈和丈夫在家照顾孩子，我住在医院附近的一个朋友家里。然后在灰蒙蒙的早上，我的丈夫沉默地开车带我前往医院。我当时在尝试保持平静，并不想开口说话。

我们停好车（手术患者有停车优先权），然后直奔医院前台。下面是当时场景的详细记录：出示带照片的有效身份证件（有时候需要出示两种身份证件），签准入资料，得到带有医院标识信息的腕带，然后前往手术部。一到两名（最多）家人可以陪着你。最好找很冷静或者会讲笑话的人陪着你。

在一天的这个时候，医院无比繁忙。各种橡胶鞋底在地面摩擦，穿着不同颜色手术衣的医务人员络绎不绝。接待的护士会把你带到一个房间，在那里你换上病号服，把自己的衣服装进一个塑料袋。在那个时间之后，你的身上不能穿戴其他任何东西，包括隐形眼镜、首饰和助听设备。医院会提供一个储物柜让你保管东西，也可以让你的家人保管（我永远也不会忘记在手术前我摘下婚戒递给我姐姐的那一幕）。

然后你要爬上医院的轮床（其实就是带轮子的床），开始麻醉过程。不同的护士和医生可能会反复问你同样的问题，这是多次确认制度的一部分。你会得到一个蓝色纸质手术"浴帽"，并做好静脉输液的准备。你将会见到麻醉医生，你的外科医生可能也会过来（如果是整形手术的话，外科医生会带着记号笔过来，在他将要进行操作的位置做个标记）。在中间某个时候，会有人递给你一份夹在写字板上的知情同意书，让你签字。护士在给你连上"催眠药"（麻醉剂）时，会跟你说话，然后你就会开始感觉昏昏沉沉。告别你的家人，你将被沿着通道推进手术室。我睡着前最后一眼看到的是手术团队和一盏巨大的银色的灯。然后一直到手术做完了，我才醒过来。

肿瘤登记

不，肿瘤登记可不像婚礼登记那么有意思，但肿瘤登记可能会挽救你和其他癌症患者的生命。登记数据库是一个汇集了全美肿瘤患者资料的资料库，包括患者年龄、种族和肿瘤大小等详细信息（里面不包括可识别个人身份的信息，例如你的姓名或地址）。每个州都会尽力跟踪每一例癌症，并将该资料汇报给美国国家数据库。数据库会帮助医生发现某种类型的癌症是否在某个地区更为常见，并且有助于确定在某个人群或地区是否存在导致某类型癌症的影响因素。美国疾病控制与预防中心（CDC）运行着全国肿瘤登记项目（NPCR），并与美国国家癌症研究所（NCI）合作开展监测、流行病学及预后（SEER）计划。

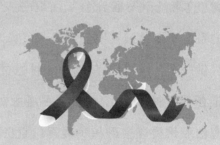

◎ 术后和恢复 ◎

每个人对疼痛的敏感度都有所不同，不过在重大手术之后，有一些事情是基本相同的。

你将会在恢复室醒来。我没有想到我醒来后会感觉昏昏沉沉的，更没有想到我几乎没有意识（最初的几小时，我只能转动眼睛，轻声说几个字）。一般医院会允许两名家人探视很短的时间，而且一次只能进一个人。

几小时后,你会被转移到一间病房。当你出了恢复室之后,对来访者的限制会减少。我很幸运,被分到了一间只有我自己的病房。手术当天早上报到时,你可以问问护士有没有单间,把这个任务加到你家人的任务清单里。

你的喉咙可能会感到疼痛,因为在麻醉状态下,你的嘴里塞了呼吸管。你很有可能会感到手术部位的疼痛,并且该部位可能还会有淤伤和肿胀。在双侧乳房切除术和输卵管卵巢切除术之后,我感觉自己好像被一辆公共汽车撞过一样。

根据手术的不同,一般手术缝线会保留 1 ～ 2 周,并且用绷带包上伤口。只有医生或护士可以触碰这些绷带,其他人千万不要动它!以免感染。

医院会给你一份他们建议准备的物品清单,下面是我住院期间觉得有帮助的物品清单:

• 家人的照片(我把它们摆在窗台上,或者贴在墙上,这样我躺在床上就能看到)。

• 我的"平静之地"的照片,例如高山、沙滩,或者是一张度假的照片。

• 枕头和纯棉枕套。

• 宽松的袜子和拖鞋。

• 一条舒服的毯子或围巾,可以当披肩用。

• 瓶装水。

• 薰衣草精油或玫瑰精油,跟清水混合,装在一个小喷雾瓶里。我让我姐姐把它喷到我的病床上,这种香味会驱散一些医院的气味,让我感到安抚。

- 免冲洗面部湿巾,用来清洁面部。

- 婴儿爽身粉,可以撒在腋下或需要清爽感的身体部位。你在医院是不能洗澡的。

- 润肤露和护手霜(你的皮肤会很干燥)。

- 帽子,用来保护头部(以免感冒)。

- 近视眼镜(如果你近视的话),你这段时间是没有能力戴上或摘下隐形眼镜的。

- 平板电脑、电子书阅读器或便携式 DVD 播放器(医院的电视节目一般很难看),以及充电器。

- 手机和充电器(你可能不会想给谁打电话,但是你可以接收信息,而且朋友和家人可以给你打电话)。

- 一个朋友或家人。

我的病房中最好的一部分就是我的家人和朋友。他们轮流坐在我身边,这让我感觉没有那么无助和孤单。因为服用的各种药物(可能会让你无法集中精力),你可能无法看电视,所以可以在手机或平板电脑上下载好播客节目,或者带上有声书或者随身听(在有些区域不允许使用手机和类似的设备)。我的朋友芭芭拉会坐在我身边大声读书,直到我睡着。那种感觉真是太舒服了!

在医院期间,你会被要求穿着病号服,因此不用浪费时间打包什么好看的睡衣了。

投宿"小旅馆":为长时间住院做准备

利用下面这些步骤来为需要长期住院(超过一个星期)的治疗或手术做准备。

◎ 首先,确定你需要住院的具体天数。有些较大的医疗中心为接受完术前治疗,但是还没有真正住院的患者提供住宿。通常情况下,住宿地点就在医疗中心内,而且有时候是免费提供的。

◎ 询问"生活"细节相关的问题,例如洗衣和吃饭。有的病房内有小冰箱,不过通常需要你把衣服送到自助洗衣房进行清洗。

◎ 如果医院不提供住宿,而你住的地方离医院又要走好几小时,有一些基金会可以提供住宿方面的帮助。尽量不要在你本来就已经很紧张的情况下计划太长的往返时间。如果你在医院附近有认识的人,可以问问他们,看看是否有多余的房间可以让你借住。

◎ 如果你是一名照顾者,需要跟你的患者待在同一病房,问问医院是否可以给你提供折叠床、沙发床或躺椅,以及淋浴和洗手间设施。

◎ 问问是否有护工,在照顾者休息的时候可以待在患者身边。再说明一下,较大的医院通常会有专职护工。尤其是当你的照顾者需要全天候在你身边的话,他们也需要休息一下。

◎ 每间病房都有一块白板,护士在上面用可擦洗的记号笔列出了医生的姓名、主管护士的姓名、紧急电话以及其他信息,包括对患者提出的当天目标,我一直都觉得那些目标很有意思(目标可能是"不靠外力走到走廊另一头",或者是简单的"站起来")。记得让你的照顾者或其他朋友在板子上写下他们的电话号码,以防有紧急情况发生。

◎ 记住,在长期住院期间,你的照顾者需要休息——外出走一走,喝杯像样的咖啡,做一些除了在病床边坐12小时之外的其他事情。就像我的朋友T在照顾她得了脑瘤的丈夫时说过的,大家都会到医院来陪伴她。很多时候,她的丈夫甚至都意识不到她在身边,她需要看到友好的面孔和支持来坚持下去。

住院期间，一定要用言语表达你的需求！如果你感到疼痛，就说出来；如果你想喝水，就说出来；还要让你的家人或朋友帮你说出来。如果你的话被无视了，就继续说出你的要求。在我做完双侧乳房切除术和输卵管卵巢切除术之后，我不得不向我的医生要求（实际上，是强烈建议）在医院再住一晚，因为我住了一晚之后觉得身体还是很虚弱，没办法回家。有些手术可能需要较长的住院时间，一定要提前跟你的医疗团队讨论这个问题，以免措手不及。

◎ 出院回家 ◎

为你回家做打算是很重要的一步。根据你的手术类型和居住条件，你可能需要对生活起居习惯做些调整，例如找人扶着你走路，或者帮忙把床搬到客厅。

要确保你和你的照顾者都非常清楚术后的注意事项。比如，做完乳房切除术的患者不能冰敷或热敷手术部位。查看手术部位是否有淤青或肿胀，正常情况下会有一些，但是如果有异常情况，你需要给外科医生打电话。

要考虑的第二件事是术后随访。要确保你、一名家庭成员或朋友把术后随访的日期、时间等信息记下来。如果你需要见的医生不止一位，尽量把时间都约在同一天，尤其是在你家离医院较远的情况下。你要等待的大事件是病理报告，它将会显示有多少癌细胞被移除。这份报告一般在手术后一周时间能拿到。

在你出院之前，护士会检查你的外带药物，确保在你回家之前去药房取完药。取决于你的手术类型不同，回家这个过程可能会让你非常痛苦，所以你会希望一到家就躺到床上开始吃药，以便开始康复过程。医院一般都有药房，在你签出院材料，领取出院说明的同时，就可以配好药。

坐车回家是第一步。如果你做的是胸部或颈部手术，一定要在你和安全带之间放一个大抱枕。如果是其他手术，你可能需要在腿或者屁股下面垫一个靠垫。一定要提前咨询护士，这样你就可以列出一个清单，让你的家人或朋友准备好你需要的东西。如果你打车回家，这个清单可能会有一些变化。注意，大部分医院都不会允许你独自打车回家。手术之后，必须有人陪着你一起回家。

如果你走动起来有困难，可能需要从当地医疗设备用品店租个轮椅、拐杖或者助行器。这些工作在你出院前都应该准备好。在出院的第一天，你是没有精力来安排这些事情的。坐车回家这件事本身就会耗尽你的全部力气和精神。

去洗手间可能也需要新的设备来协助。如果你无法前往洗手间，租来的坐便椅可能会很有帮助（这听起来很可怕，不过实际上它非常便利）。这种设备的官方医学术语是"耐用医疗设备"（如果你在文件、图表或医疗保险声明中看到这个名称，有个心理准备）。

对于大部分有缝合伤口的手术来说，术后两天之内，你都无法自己洗澡，也不能让伤口部位沾水。手持式淋浴头在冲洗身体局部时会非常有用。

如果在乳房切除术后,你的伤口处插有引流管(官方名称为 Jackson-Pratt 或 JP 引流管),需要每天测量、记录管内液体量,然后清空,并告知外科医生(他们能够通过排出物的量看出是否有问题)。这个工作需要由一个处变不惊的人来做(流出的液体一般带着血,还发黄),因此除非你的亲人们愿意做,否则还是考虑花钱请个护士或者家庭健康助理吧。还有,在导管移除之前,你也不能开车。

如果你的伤口需要敷药或者换绷带,你可能需要安排专人来做这件事。医院会把需要的物品交给你带回家,一定要在出院之前问问护士。在单侧或双侧乳房被切除后,至少几天之内,我一动胳膊就会疼,在 6 周之内,我都无法提起超过 4.5 千克牛奶重量的东西。在乳房切除术之后的恢复期,男士棉质背心是最适合穿的衣服。因为它的袖口方便穿脱,并且容得下引流管;质地柔软,便于穿在外套或睡袍里面;而且它们价格便宜,当你的乳房伤口愈合之后,你就可以把它们扔掉!

如果可以的话,在家里租一张病床。我的外科医生没有提到这一点,但是其他患者跟我说过,它对术后患者来说是世界上最好的东西。你可以把它调高或调低,而且下床要比普通的床轻松得多。你可能还需要买一套便宜的棉质床单被套。手术可能会让你的伤口流血或者流出其他液体,从而弄脏床单。我们家在床上铺了吸水性好的棉质床罩(在医疗用品店和一些药店可以买到)来保护下面的床垫。这笔钱是值得花的,因为当你痊愈后,你肯定不想再看到那些带着污渍的床单。再说一遍,这些物品会让生活品质有很大的不同,但是可能需要自费购买,因此提前计划很重要。

你可能需要重新整理一个房间甚至整个家来满足你的康复需求。如果原来的卧室在楼上，你可能需要把楼下的一个房间改成卧室。做完手术后，我不得不在我姐姐家里住了几天，因为他们家的卧室和洗手间在同一层，不用上下楼梯。我还需要一个不用上下楼梯、可以四处走动的空间活动身体，哪怕一天几分钟也行，这对预防便秘非常重要，因此拥有一个安全的活动区域也非常重要。

另外一个在我的康复过程中起到了很大作用的安排，就是把电视挪进卧室。在刚出院的前两天，我躺在床上昏昏沉沉地随便看点电视，或者当我不想说话的时候，让朋友坐在身边跟我一起看电视，这样的感觉非常好。

手术后的康复时间各不相同。大部分人在乳房切除手术后 3～6 周就可以回去工作，不过很显然这取决于你的诊断结果和手术类型。问问你的肿瘤科医生，看看物理治疗或作业疗法是否能够促进你的康复。

我聪明的姐姐提供了一份从照顾者角度很有帮助的术后预期表：第一天对患者和照顾者来说一般没什么问题，因为在住院期间用的药还有效果。第二天也是不好不坏，药效开始消退，你的身体正在调整适应新的状态。第三天是"高峰日"，你会感觉最糟糕，因为手术的伤痛开始袭来，而麻药已经失去效力。好消息是，一般从这个时刻开始，情况会越来越好。需要记住的最重要的一点是，每个人都会有自己的感受，每个人的身体状况都不一样。医生会说，到了某一天，"你应该会感觉到这样或那样"，但是你需要说出来你的感觉是什么样的。你比其他任何人都更了解你的身体。再强调一遍，不要害怕，尽管说出来。

揭晓真相

在整个癌症"公路之旅"中,对我来说最难熬的时刻之一就是在双侧乳房切除术后去医院拆除绷带的那一天。当时我的情绪极其复杂。一方面,我极其渴望把我的乳房切除,因为它们对我来说代表着疾病,但是另一方面,当我低头看到自己的胸部时,我无比震惊,泪流满面。我说不出护士帮了我多么大的忙:她只看了一眼我当时的表情,就告诉我,她会让我缓一缓,然后就离开了房间。我的丈夫当时跟我在一起,我的爸爸坐在帘子后面的凳子上。我当时伤痛欲绝,就大哭了起来。我的建议是,不要一个人去拆绷带。让你在这个世界上最信任的人陪着你,见证你新的身体揭晓的那一刻。

当然,有些女性会在揭晓那一刻感到兴奋和欣喜,没有流一滴泪。要准备好,你会有各种各样的情绪。

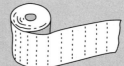

◎ 乳房再造术 ◎

如果你是乳腺癌患者,选择了手术后乳房重建,你将会跟整形外科医生见面,商谈一场一天之内就能完成的手术,或者最多需要在医院再住一个晚上。根据美国整形外科学会的统计,2014 年,有 10 万多名患者在乳房切除术后接受了乳房再造术。

你需要知道的是,在乳房切除术或乳房肿块切除术之后,你可以接受乳房再造。而且,做了乳房填充后,你依然可以做乳房 X 线检查,乳房填充并不会带来额外的复发风险。你可以查询美国国家癌症研究所的官网,了解关于乳房再造的最新研究和数据统计。

乳房再造术的替代选择

如果你不想接受乳房再造术,可以考虑乳房假体。它是由硅胶、橡胶或纤维填充物制成的乳房形状的填充物。分为三种类型:局部、扇形和全部,每一种都可以选择带或不带乳头。你可以选择预制的或者定制的假体,后者是根据你的胸腔壁量身定制而成的。有些乳房假体很重,你可以选择粘合式假体(使用特殊的胶水将假体粘在你的皮肤上,方便你不想穿内衣的时候),或者磁性假体(使用磁铁来吸着,如果坐飞机安检,你得出示一张证明卡片,因为你会引发金属探测器的警报!)。如果你担心做完乳房切除术后去海边或泳池时尴尬,可以选择带假体的泳衣。乳房假体也可以放入或缝入内衣,你只需要找一个擅长缝纫的人来确保假体得到妥当安置。一般情况下,手术后你需要等6周才能使用任何形式的假体。如果你正在接受放射治疗,一定要等到治疗结束,并且你的皮肤完全愈合之后,才能选择假体。你胸部区域的皮肤及其敏感性可能会发生变化。医疗保险一般会报销乳房假体的费用。查看"资源"部分了解更多信息。

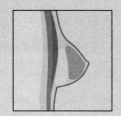

你并不需要马上做决定,跟你的医生谈谈时间安排。有些患者可以马上接受再造手术,这意味着在乳房切除术或乳房肿块切除术过程中就填入乳房填充物。有些患者则需要等完成放射治疗(放射会改变你的皮肤,因此整形外科医生需要预先扩展你的皮肤,这样才能给填充物留出空间)等其他治疗之后才能进行乳房再造。如果你计划接受延期的乳房再

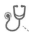

造术,整形外科医生会在你的胸部放入组织扩张器,充当暂时性的可填充假体,为真正的填充物占位置。每周要在医生办公室给扩张器注入生理盐水。这实际上就像在给气球打气。我不想撒谎:在清醒的状态下(没有麻药)看着针头插进你的乳房,这个过程并不舒服。每次刚注入新的生理盐水的那一天,胸部会感觉紧绷,还有几周,即使在注入几天后还是会感觉极其不舒服。如果可以的话,找人开车接送你去医院接受注射。

刀疤脸(或者像我的情况一样,刀疤胸)

手术或插入输液港等过程造成的伤疤通常是幸存结果的一部分。术后伤疤主要有两种类型:瘢痕疙瘩和增生性瘢痕。正常情况下,伤痕会在16～18个月的时间内从厚重发红变得轻薄发白。没有办法通过外科手术来去除伤疤,但是有些方法可以将伤疤最小化,只不过没有办法知道到底会消退到什么程度。如果手术部位在放射治疗中未加保护,伤疤的外表也会发生变化。非处方类药膏是一种可以承受的解决方案。祛疤药和杏仁油、椰子油等天然油也是可选的祛疤方案。大部分外用药膏可能需要大概30天才能有明显的效果。如果你计划进行放射治疗,在使用任何外用药膏之前一定要问问你的放射科医生。有些霜剂和外用药膏可能会干扰治疗。伤疤治疗的问题可以咨询皮肤科医生,他们也能开出某些药膏的处方,但是医疗保险可能不会报销这些看诊和治疗费用。

伤疤的一些副作用可能在手术后持续很多年,就像怀孕或显著减肥的结果一样(尤其是当手术是在腹部进行的时候)。如果你发现伤疤有异常变化,要给你的外科医生打电话。

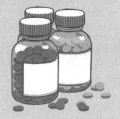

以下是准备乳房再造的基本流程。在手术日之前，你将会跟整形外科医生见面，你将会经历整个癌症"公路之旅"中最超现实的一刻：他们会递给你两团看起来好像去皮去骨的鸡胸肉一样的东西，这是你的新"乳房"的两种选择：生理盐水或硅胶（我选择的是生理盐水）。两种植入物都需要每隔十年更换一次，更换在门诊就可以操作。一般来说，你需要选择罩杯大小，不过也可以选择你手术前的胸围大小。你可以带着照片去，向医生展示你理想的胸部外形。我还从一些医生和护士那里听到了一个提示：一定要选比你想的更小的罩杯。最后一个提示：不要上网搜索乳房再造的照片，有些照片非常吓人，要从认识的患者和你的外科医生那里寻求信息。

以下是两种植入物的一些优缺点，不过要记住，乳房再造术中最关键的是找到富有经验的整形外科医生：

生理盐水植入物：硅胶外壳，里面填充了无菌生理盐水溶液。生理盐水假体会在空的时候放入体内，然后在医生的办公室使用针头来注满生理盐水。如果植入物泄漏，它就会缩小，生理盐水会被人体吸收。这时候必须通过手术来移除外壳。

硅胶植入物：硅胶外壳，里面填充了硅胶。硅胶是一种塑料，据说硅胶的感觉更接近真实的乳房。它们在放入胸部之前就已经填满。如果植入物泄漏，整形外科医生就需要通过手术来移除植入物。通常出现的情况是"悄悄渗漏"，或者说是未能发现的渗漏，这可能会造成副作用。美国食品药品监督管理局建议使用硅胶植入物的患者定期进行核磁共振检查，以便及时发现渗漏问题。

使用两种植入物可能都需要改变或限制某些运动方式,因此一定要找外科医生问清楚。除了一些例外情况以外,在使用乳房假体的情况下可以母乳喂养。

根据你的乳腺癌的类型的不同,乳头可能也会被移除。整形外科医生将这种手术分为乳头保留、皮肤保留,以及乳头不保留、皮肤不保留等情况。如果你的乳头被移除,外科医生可以使用皮肤来"再造"乳头和乳晕,你也可以找文身艺术家使用特殊的染液在你的皮肤上文出乳头和乳晕(有些文身艺术家会跟外科医生和医院合作)。不管是哪种方式,你的乳头部位都不会再有任何感觉,因为它们跟你体内的神经不再关联。或者你也可以完全不要乳头。

你可能需要额外的皮肤来进行再造。有时候外科医生会从你身体的其他部位取一块皮肤,把它移到乳房的位置。但是一般情况下,他们会使用尸体或捐赠者的真皮皮肤,这种皮肤上面的细胞已经被移除,只留下胶原蛋白。它会被放在你的皮肤下面,就像房子的地基一样,因此你不会感觉或注意到任何不同。问问你的外科医生,了解不同手术的利弊。

一定要问问你的医疗保险公司,哪些乳房再造的费用可以报销。了解术前就诊、手术本身和术后复诊的报销情况。有些保险公司要求在批准手术之前寻求第二诊疗意见。

◎ 放射治疗入门 ◎

放射治疗是一种常见的癌症治疗方法,由被称为放射科医生的专业人员进行操作,他们会使用直线加速器来发射质子束,以摧毁你体内的癌细胞。放射线在杀死癌细胞的同时，也会对病灶周边组织造成较大损害。幸运的是，自放射线第一次被用于治疗以来，放射治疗方法已经取得了很大的进步。不过，虽然今天的放射治疗比以前更为精准和安全，它依然存在潜在的严重副作用。除此之外，放射治疗只有一次机会，在一次治疗周期中，你对同一身体部位的放射不能超过一次。放射治疗的基本论点实际上是一场成本效益分析：值得冒险吗？这将是你跟放射科医生讨论的主要内容。

根据癌症的类型和严重程度不同，放射治疗持续时间可能从几天到几周不等。一般放射治疗是在门诊进行的，不需要住院。放疗一般在手术之后（在有些情况下会替代手术）进行，因为它会对皮肤造成影响。

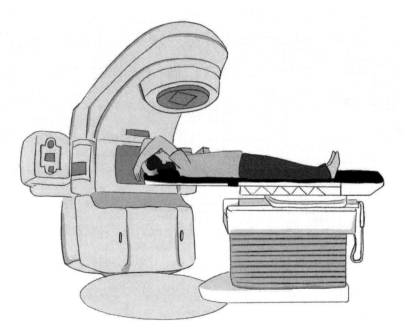

放疗时，我的姿势是平躺着，在头顶上交叉双臂，有点儿像新月的形状

放射治疗主要有两种类型：

- 体外放射（一般通过直线加速器来进行）。

- 体内放射（或近距离放射治疗）。

如果你决定接受放疗，放射科医生和被称为放射剂量测试员的专业人员将会制定你的治疗方案。他们会使用电脑程序来计算缩小肿瘤所需要的放射剂量，同时还要考虑对周围组织可能会造成的损害。放射剂量用戈瑞（Gy）来衡量，但是也可以用厘戈瑞（cGy）来衡量，相当于戈瑞的百分之一。这是对一个非常复杂的流程极其简化的说明，不过至少能让你了解大概意思。

接下来医生通常会制作一个治疗区域的模子或模型。它是用塑料制成的，会准确复制你在治疗期间的身体姿势。我的姿势是平躺着，在头顶上交叉双臂，有点儿像新月的形状。最后一天的准备工作包括在皮肤上做很多记号（他们以前会在目标区域纹上小点，不过现在大部分癌症中心都使用永久性记号笔）、拍照，并进行调整，以确保射线会准确地射向计划的位置。放射肿瘤团队可能还会制作海绵胶块放在你身体的其他部位，以保护它们免受放射影响。医生还可能会在你的治疗部位放一块等效组织填充物（如一块柔韧有延展性的塑料），这会让射线进入组织更深的位置，却不会损伤表层皮肤。如果你的头部或颈部要接受放射治疗，你可能要戴上网格头罩，以防止你的头部在治疗期间移动。

放疗时你需要躺在一块板子上，放射治疗的大型仪器会离你的身体非常近，因此这绝对可以测试你的耐心、你的肌肉保持能力，甚至你是否有幽闭恐怖症。如果你真的感觉焦虑不安，可以跟你的医生谈谈每次就诊前冥想、观想或者服用镇定药物等应对选择。

在放疗开始前，放射科医生将会给你一份列出治疗区域的打印件，上面标示着将要接受放射的部位。接受放射的部位越多，列出的治疗区域就越多。我的第一份彩色打印版"区域"图上是一大堆疯狂的白线，看起来就像现代艺术作品一样。

典型的就诊流程包括报到、换上布质上衣和裤子，然后坐在候诊室，等待放射技术人员叫你的名字。你不能在身上涂抹任何乳液、香水或霜剂，因为它们会干扰治疗。

你很有可能会在每天固定的时间就诊，而放疗室几乎总是准时开始治疗（换句话说，就是不需要等待！）。迟到是不能容忍的！一定要按时到达。放射治疗的准备工作涉及很多方面，患者需要守时。实际的治疗时间只有 1 ～ 5 分钟（具体时间取决于放射剂量），但是加上准备过程，整个就诊时间可能需要 30 ～ 60 分钟（为了加速治疗进程，有些放射治疗一天要进行两次）。每周放射科医生都会让你进行 X 线检查，以确认射线是否命中预定的部位。

放射科技术人员会跟放射科医生一起工作，并且是实际操作放射仪器的人。你不会每次就诊都能见到医生。放射科护士将会跟你协作，协调治疗，并解决你的问题。我极其依赖我的护士——她很了不起，也很体贴，总是会回复我的电话或邮件。技术人员更是棒极了，他们会在机器里把你安置好，然后可能会给你放音乐（很多医疗中心都有音乐 CD 库，我一般会把我的音乐播放器连到他们的音箱上），而且在治疗期间，他们基本上会成为你的"放疗兄弟"。根据你接受放疗的部位不同,这可能是一件非常亲密的事情,因此你会很快就跟他们自在地相处。

在我开始接受放射治疗之前,我对整个过程一无所知。我最难忘的记忆停留在第一天开始治疗的时候。我走进去,问医生我是否需要涂防晒霜(我只要一晒太阳,就会长斑,还会出现晒伤)。当时放射科医生、护士和技术人员全都看着我,就像我长了三头六臂一样。"不需要。"他们回答说。因为治疗的意义就在于通过晒伤、烫伤来杀死癌细胞。我当时什么都不知道!

虽然放射治疗是针对特定部位的,但是当射线进入和离开你的身体的时候,它还会影响到周围的组织。你不会马上感觉到什么烧伤,但副作用会随着时间推移而不断累积。我的情况是,开始治疗大概 30 天后才形成了烧伤创面。

烧伤是最常见的副作用。体外放射的烧伤跟其他皮肤烧伤问题一样,一般一开始会出小水泡。如果是喉癌、舌癌等内部癌症,口腔内部(包括舌头)和咽喉可能会受到严重影响。[口腔癌幸存者、名厨格兰特·阿卡兹(Grant Achatz)在他的精彩著作《命悬舌尖》(*Life, on the Line*)中用很大的篇幅描述了这方面的问题。]这是在规划饮食时需要注意的,你可能在一段时间内只能吃奶昔等流食。对身体内部造成的长期副作用这个问题需要跟放射科医生谈一谈。我的一个好朋友得过结肠癌,并接受了放射治疗,她被医生警告过,治疗会对她的膀胱造成损害,并且还会影响阴道的紧缩度和干爽度——这些可能无法想象的问题。我则被警告心脏可能会受到损害,因为我的治疗区域是在左胸部周围。我的另一个朋友得过非霍奇金淋巴瘤，她被警告喉咙会受到损害。这是这场"公路之旅"的又一个怪异、超现实的时刻：你被警告会有这些副作用，但是实际上除了完全放弃治疗，你什么都不能做。你只能在你的幸存清单中加上一行字——"注意副作用"。

其他体外放疗的副作用包括身体虚弱、皮肤发痒。这些问题通常会随着治疗时间的推移而累积。身体虚弱并不仅仅意味着感觉疲惫，而是不管你睡了多长时间，都一样会感觉疲惫。关于睡眠的更多信息，参见第七章。皮肤发痒也需要加以注意。我当时皮肤发痒问题非常严重，治疗进行到第三周时，我必须戴上橡胶手套，这样才不会挠破皮肤。

如果你在放疗前做过涉及神经的手术，放疗可能也会加重神经痛。加巴喷丁是常见的治疗神经痛的处方药，可以问问你的医生。

◎ 在每次治疗之前：让皮肤做好准备 ◎

如果你接受的是体外放射治疗（不是针对结肠癌或口腔癌等的体内放射治疗），在每个疗程开始前做好皮肤预防工作对长期康复来说非常重要。放射科医生一般都有自己独特的皮肤治疗方案，除此还有不少其他选择。如果一种方法没有效果，就试试另外一种方法。还有，记得要跟你的医生谈谈你的日常注意事项。

下面是一些我推荐的皮肤护理产品：

绵羊油：一种润肤剂（在商场柜台就可以买到），它会在皮肤表面形成油层，以锁住水分，避免产生皮屑和干裂。不过，如果滋润过头，皮肤会变得太过湿润,可能会造成真菌感染。真菌感染的迹象包括皮肤发红发痒,出现白色小疙瘩等。要立即告诉你的医生,及时进行治疗。我就曾经得过一次真菌感染,那种经历很不愉快。我得去见另一位医生——皮肤科医生,然后又得到一张处方。注意:如果你对羊毛过敏,那你可能完全用不了绵羊油,可以跟你的医生谈谈这个。

芦荟胶:放疗之前和之后都可以使用。一般在药店或商场都能买到,要买凝胶状的,不过一定要确保不含酒精,因为酒精会让皮肤变得非常干。我在冰箱里放了一瓶芦荟胶,这样在用的时候感觉凉凉的,有助于减轻痛苦。

氢化可的松霜剂(浓度为百分之一的):可以作为外用药来治疗各种烧伤。它是非处方药,不过在用之前要问问你的医生。如果需要的话,可以通过处方来获得药效更强(有效药物含量更高)的升级版。

金盏花膏:一种植物性或者以绵羊油为基础的外用霜剂,添加了以促进伤口愈合而闻名的金盏花成分。它是一种非处方药,在药店或商场都能买到。

磺胺嘧啶银:一种处方类外用药膏,用于治疗放射烧伤。

利多卡因:一种外用药膏,可以在药店购买,用于放射治疗后,帮助受损皮肤愈合重生。

比亚芬:一种外用药膏,是一种正式的"伤口涂剂"。功效是补充水分,以帮助皮肤愈合,并保护皮肤免受感染。在使用后,它会在皮肤上留下一点蜡状的残留物。比亚芬曾经是处方类药物,不过现在在药店和亚马逊网站上就能买到。如果你在放射治疗期间使用这种药物,一定要告诉你的医生。在治疗开始前的 4 小时内,你不能涂抹它。

优色林:一种不含香料的外用药膏,是非处方药。

蜂蜜软膏:用来自澳大利亚的蜂蜜制成的外用药膏。我试着把它涂抹在发红的部位,发现药效显著。它质地厚重黏稠,但是味道很好闻。可以通过你的放射科医生来购买。

玉米淀粉:一些放射科医生推荐的做法是,放射治疗前后在放射部位撒上纯玉米淀粉。玉米淀粉会吸收水分。可以用一把干净的化妆刷把玉米淀粉轻松地刷到你的皮肤上。如果你的皮肤褶皱处要接受放射治疗(腋窝、脖子、腹股沟及类似部位),或者你感觉发黏或出汗的部位(尤其是当你在夏天接受治疗的时候),这样做特别有用。

注意:所有的药膏都可能会弄脏或毁掉你的衣服!在治疗开始前,买上五六件宽松、便宜的纯棉 T 恤,治疗期间就穿这些衣服。睡觉时也要穿着它们,以免弄脏你的床单和被套。

以下是护理放射部位皮肤的其他技巧:

• 观察你的皮肤是否有变化,并告诉你的医生。我的左腋窝里面曾经出现深度烧伤,需要治疗,我的化疗因此还一度中断。如果你看到任何变化,要马上告诉医生,这一点非常重要。

• 如果你看到皮肤上出现水泡或水疱,千万不要碰!立刻告诉你的医生,他们会给你推荐药膏和敷剂。

• 洗澡时用温水而不是热水,以免刺激皮肤。

• 洗澡时使用非常温和、不含香料的香皂或沐浴液。

• 如果你的乳房接受放射治疗，在治疗后要穿无钢圈内衣。一些医生建议不穿内衣，所以女士吊带背心是最佳备选。

• 如果你感觉皮肤很痒，可以把电风扇开到低档，对着放射部位吹。这样可以帮助缓解瘙痒和不适（尤其是在天气比较热的时候）。

• 千万不要晒太阳！在治疗结束后的一年内，要完全覆盖放射部位。我的放射科医生告诉我，如果治疗后的第一年对放射部位不加覆盖和保护的话，我在治疗期间出现的所有皮肤反应都会变成永久性问题。戴帽子、围巾，穿长裤和长袖衬衫，用一切办法来防止日晒。这些是在未受放射治疗的皮肤涂抹防晒指数高于 15 的防晒霜的基础上的防护措施。紫外线防护系数（UPF）高于 50 的防晒服也是放疗后保护皮肤的明智之选（可以在运动用品店或网上购买，参见"资源"部分）。

• 避免接触氯气，因为它会让皮肤变得非常干，还会加剧皮肤反应。如果你必须接触氯气，尝试在接触之前用凡士林涂抹放疗部位。

• 避免接触高温区域，例如蒸汽室和桑拿室。实际上，你可能已经因为放疗而感觉很热，只想尽可能待在凉快的地方。

• 不要让放疗部位泡水，例如泡在热水浴池或浴缸里。

• 如果上车时感觉放疗部位的皮肤非常疼痛和敏感，最好先在胸前放一个棉质抱枕或小毯子，然后再系上安全带。

◎ 疼 痛 ◎

疼痛也是这场"公路之旅"的一部分。造成疼痛的原因可能是癌症本身（肿瘤挤压神经、关节、骨头或器官）、被癌症损坏的组织或者治疗过程。梅奥医学中心的统计显示，有三分之一接受治疗的患者会感觉到疼痛。不管原因是什么，你都不应该忍受疼痛。

我们的目标是在进行治疗的过程中保持生活品质。疼痛是一种压力源，它会给精神和肉体同时带来压力，因此不要无视或轻视它。不要不好意思向医生告知你的疼痛，寻求安慰和缓解方法并不意味着你是瘾君子。

一般就诊前医生都会问到这个问题："您今天感觉疼痛吗？"医疗界对疼痛程度采用 0 到 10 的衡量范围，0 代表没有疼痛，10 代表最严重的疼痛。在治疗期间，你可能会经常被问到这个问题。如果你的确感到疼痛，你需要描述严重程度和范围：像刀刺一样？刺痛？局部的？一只胳膊？或者一只脚？

疼痛分为两种类型：

急性疼痛：突然开始，有明确的原因，并且持续时间不长的疼痛，可能还会导致心跳加快和血压升高。举个例子，急性疼痛就像是脚趾头不小心踢到硬物，或者手不小心碰到热锅。这种疼痛就属于心理学的"战斗或逃跑"反应，这是一个警示信号，为了活命，要停止正在进行的行动。

慢性疼痛：会反反复复持续数月或数年的疼痛。可能会影响情绪和食欲，但是对血压影响极小或没有影响。这种类型的疼痛可能有也可能没有明确的原因。这是癌症患者经历的最常见的疼痛。

如果你的医生对你提出的疼痛问题没有回应，或者对缓解疼痛不够专业，可以让他推荐一个疼痛方面的专业人士。我就神经痛问题咨询过一位疼痛专家，他的建议完全改变了我的生活质量。

缓解疼痛的药物叫止痛药，在医学术语中也叫镇痛药，分为各种类型。从非处方类缓解性药物到处方类、严格控制用量的药物，有各种各样的止痛备选。在药房购买某些止痛药要求患者出示医生开的处方和本人的身份证件或驾照，有时候必须由你本人去取药，不接受朋友或家人代取。只要提前问清楚要求，再做相应的计划就好了。还有，虽然大部分止痛药都是口服的，但是如果你咽不下胶囊，还有直肠给药、静脉输液或皮肤贴片等给药方式备选。如果你担心药物会有副作用，可以跟你的医生谈谈。合适的止痛药用量应该既能够缓解疼痛，又不会让你完全"无痛感"，可能需要试验多次才能确定适合你的剂量。

针灸和按摩等方法曾经被认为只是替代疗法，现在已经被一些医疗人士当作补充疗法。一些医疗中心和医疗保险机构的外围组织可以提供这类止痛补充治疗手段。考虑所有的选项，包括传统的和非传统的，这对于找到适合你的止痛方法非常关键。

以下是你可以考虑的一些基本选择，包括主流疗法和替代疗法：

针灸：有些患者觉得针灸能够缓解疼痛（这是一种中医疗法，需要把针扎进身体的某些部位）。但是一定要提前问问你的医生，有些医生出于对感染的担心，会建议你不要去做，而且临床试验计划也可能会禁止实验对象接受这种疗法。

按摩：有些患者觉得按摩能够缓解疼痛。不过，一定要确认按摩理疗师熟悉治疗性按摩的技巧，尤其是在你可能会出现或者已经患上淋巴水肿的情况下。错误的按摩技巧可能会导致体液累积，形成水肿。一些医疗中心提供治疗性按摩，或者可以向你推荐值得信赖的按摩理疗师。

冥想和催眠疗法：有些患者通过被称为"身心合一"的活动来缓解疼痛。找有执照的催眠治疗师或者采用自我催眠方法也许值得考虑。美国临床催眠术学会负责美国境内的催眠治疗从业人员许可，是寻找临床催眠治疗师的良好来源。

外用止痛药：对于肌肉、关节或骨头的疼痛，外用止痛药可能会有效。我用过一种外用的镇痛凝胶（英文名为 Sub Zero），可以直接抹在皮肤上。它能够缓解疼痛，并且感觉很清爽。

非处方类（OTC）止痛药〔例如布洛芬（雅维、美林）、阿司匹林或对乙酰氨基酚（扑热息痛）〕：这些温和的止痛药有时候对癌症患者有更严重的副作用，因此在服用任何一种之前，要先问问你的肿瘤科医生。医生可能会给你开出处方剂量的对乙酰氨基酚。再强调一下，在化疗期间，服用这些药物之前，一定要告诉你的肿瘤科医生，因为如果你的血小板计数很低的话，这些药物会增加出血的风险。

轻度阿片类药物：包括可待因等处方药物。

强阿片类药物（即麻醉剂）：强阿片类药物是处方药物，包括氢吗啡酮（地劳迪德）、羟考酮（奥施康定、对乙酰氨基酚）、吗啡（如辉瑞生产的 Avinza）、美沙酮（道洛芬）、羟吗啡酮（欧帕钠）和氢可酮（维柯丁）。

神经阻滞术：对于严重的疼痛，医生可能会建议使用神经阻滞疗法，就是把麻醉药注射到神经附近或内部。

◎ 临床试验：要不要当小白鼠？ ◎

　　临床试验是在人体进行的研究实验。当我第一次听到"临床试验"这个词的时候，我摇头跺脚地拒绝任何人在我身上做任何试验。"试验"这个词会让患者心生恐惧，毕竟谁都不想第一个尝试一种可能带来潜在生命危险的治疗方法。但是如果没有临床试验，医疗研究——尤其是肿瘤学——就会停滞不前。临床试验让药物制造商得以先验证一种新药物或疗法的功效，然后才能被医师开进处方（或者"上市"）。试验会在全世界各地进行，他们需要人类志愿者——患者（被称为参与者或实验对象）。要想了解试验对药物发展来说有多重要，乳腺癌标准疗法的演进是最典型的例子。在 1970 年，乳腺癌唯一可行的治疗方法就是根治性乳房切除术。后来通过很多临床试验，证明其他选择同样有效（侵入性更小的手术、放射疗法，还有强度较小的化疗方案），所以，现在乳腺癌患者拥有更多治疗选择。我不得不转变我对临床试验的看法——从认为试验药物可能"危及生命"变成了认为这些药"可能会救命"。

　　临床试验是需要投入多年时间来完成的事情，而且会受到严格监控。这些试验由美国食品药品监督管理局监督，由医药公司（被称为药物赞助商）通过医疗中心来进行。试验都有严格的计划方案。对于试验，你可能会想起那种一群疯狂的科学家寻找少数几个愿意参与的志愿者的画面，这个画面离现实很远，不要纠结。一种药物从最初被发现功效到通过美国食品药品监督管理局的审批，需要的平均时长是 12 年，而且 90% 试验药物都无法通过美国食品药品监督管理局的许可。要让一种药物成功进入试验阶段,需要投入大量的研究,付出极大的努力。

关于临床试验的另外一个传言是,临床试验参与者总是走投无路才会选择试验。实际上,针对每个阶段、每种类型的癌症几乎都有试验开展。与此同时,临床试验招募可不是来者不拒的,必须具备试验所要求资格的患者才能参与。这是一个有趣的伴生现象:医药公司需要你,而你也需要他们。这也是一场微妙的博弈:在同意接受你之前,你的癌症类型、分期,以及你的年龄、性别、种族和之前接受的治疗(如果有的话)等因素都会被纳入考虑,因为每个试验都是非常具体的。要想找到并加入一个临床试验通常是一个复杂的过程。

最后一点,你必须记住,你是自愿加入的,你可以在任何时候决定退出试验。

下面是一个非常基本的总结,可以帮助说明在临床试验中到底会发生什么。临床试验分为三种类型。第一种是疗法试验,会评估一种新的疗法(手术疗法、药物疗法、放射疗法)或疗法组合,看看它们是否比目前用于癌症患者的疗法效果更好。第二种是生活质量(也被称为支持性护理)试验,会研究能够改善癌症患者、经历过癌症治疗的幸存者的生活质量的方法。这种类型的试验的目标不一定是治疗或减缓疾病发展。第三种是预防、诊断和筛查试验。这些试验会研究降低得癌症风险的各种方法。这些试验的参与者差异很大,有些可能并没有表现出疾病症状,有些已经患上癌症,有复发的风险,或者已经患上最初诊断结果之外的另一种类型的癌症。这些试验会由医药制造商的一位医生监督,他们会跟实际进行试验的特定医院的临床试验医生合作。参与同一试验的所有医院或医疗中心都会遵从同样的规则(称为试验计划)。

临床试验有四个阶段,从Ⅰ到Ⅳ,每个阶段都有不同的重点。这四个阶段在上述三种类型的试验中都会有所体现。在每个阶段,医生都会监控试验的安全性和副作用。

在Ⅰ期开始之前,医药公司会向美国食品药品监督管理局提交申请,申请在临床前研究的基础上开始临床试验。一旦获得批准,他们就可以继续进行。

Ⅰ期:该阶段以一系列的临床前试验或研究为基础,需要少数患者(20～40人)。Ⅰ期会确定一种药物的最佳用量、给药方法(静脉注射与口服对比),以及用药频率(被称为时间安排)。这个阶段可能会持续几个月,最多不超过一年。

Ⅱ期:该阶段需要较多的患者,一般侧重试验药物对某种特定类型的癌症的效果。Ⅱ期一般也需要20～40名患者(不过较大规模的Ⅱ期试验可能会有一两百名患者),持续时间最多不超过两年。

Ⅲ期:该阶段会对接受测试的药物或药物组合进行风险收益分析。在癌症药物试验中,医疗团队会研究药物的安全性和功效,并将这种新药物与目前使用的治疗标准进行对比。这需要较大数量的患者,有时候可能需要上千人,包括各种性别、种族、年龄等人群特征,以确定这种药物可以被广泛应用。该阶段的试验可能需要几年才能完成。当试验结果证明受测药物对患者有帮助(或者用医学术语来说,就是"预后良好"),药物制造商就会将试验结果提交给美国食品药品监督管理局。该部门会审查结果,并确定该药物是否被允许"投放到市场",或者向患者提供(由医生开处方)。

Ⅳ期：有时候一种药物或药物组合需要进一步的研究（包括考察较大的患者群体长期用药的副作用），就会进行Ⅳ阶段试验。

即使在药物被投放到市场之后，药品生产商还需要向美国食品药品监督管理局提供使用该药物的安全性数据。（副作用会被记录并公布给医生和公共卫生官员。如果副作用很严重，该药物可能会从市场上被召回。）

寻找临床试验信息

临床试验信息一般会在网站上公布，医生和患者都可以获取。你的医生可能还有其他方法可以找到临床试验，尤其是当他与开展试验的医院有联系时。你和你的支持团队可以从以下这些得到好评的网站寻找临床试验信息[1]：

◎ 临床研究参与者信息与研究中心：www.ciscrp.org/our-programs/search-clinical-trials

◎ 中心观察公司：www.centerwatch.com

◎ 希望之城医院：www.cityofhope.org/clinical-trials

◎ 癌症合作团体联盟：www.cancertrialshelp.org

◎ 美国国家癌症研究所：www.cancer.gov/about-cancer/ treatment/clinical-trials/search

◎ 美国国家卫生研究所：www.clinicaltrials.gov

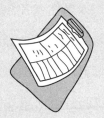

◎ 患者资源：www.PatientResource.com/Search_Clinical_Trials.aspx

---

[1] 编者注：有关中国的药物临床试验信息，可以在"药物临床试验登记和信息公示平台"（http://www.chinadrugtrials.org.cn）进行查询。

以下是你需要了解的一些临床试验术语:

安慰剂:安慰剂是在临床试验中给患者提供的一种无效物质。它跟试验药物看起来一样,并且以同样的方式给药。"安慰剂对照"指的是在试验中,给对照组提供安慰剂。

随机对照试验(RCT):随机对照试验是指在试验中,患者被随机分配到两种疗法中的一种:对照组(用安慰剂或者什么都不用)或真正的疗法组。这样可以客观地对照两个组的结果。

双盲试验:有些试验是以双盲为基础来进行的,这意味着医生和患者都不知道自己在哪个组(即他们不知道使用的是药物还是安慰剂)。这样做可以保护试验结果不受研究者或参与者的影响。

每一周,每一天,在美国各地都在进行各种临床试验。但是找到并报名参加某个试验需要进行一番调查。这并不像听起来那么简单。你需要坚持不懈,才有可能找到也许对你的特定癌症有用,并且还开放报名的试验。

如果你或者你的医生找到了可能对你有好处的试验,在你加入试验之前,列出要问试验医生的各种问题。别忘了,试验很有可能不是由你的肿瘤科医生来操作的(他们可能只能解释基本的试验信息),因此你将会跟试验医生见面,讨论试验细节。

以下是可以提出的问题实例:

• 这是随机对比试验吗?

• 这是安慰剂对照试验吗？

• 这个试验会持续多长时间？

• 医生如何确定治疗是否有效？

• 这个试验需要进行哪种操作流程（例如输液或手术）？

• 之前对这种特定药物或疗法的研究的结果如何（如果有的话）？

• 后续操作是什么？

• 试验地点在哪里？有时候试验仅在选定的医院进行。试验方通常不会报销旅费。因此你需要提前问清楚，并且把长途奔波的心理和经济负担考虑在内。

• 有哪些药物会让我无法参与这个试验吗？有时候试验只面向那些没有接受过某种药物治疗或某种药剂的患者，一定要问清楚。

◎ 参与临床试验的费用 ◎

虽然试验中你得到的药物和治疗都是免费的——加入试验还是会产生相关费用。按照美国平价医疗法案（ACA）的规定，所有的保险公司都必须报销患者在医疗保险计划范围内的医院进行临床试验相关的常规费用。当然，该临床试验必须是被批准的。被批准的临床试验的定义是：处于临床试验四个阶段中的任一阶段，目标为治疗、检测或预防癌症，受到联邦政府资助或获得联邦政府批准的试验。让你的保险公司审查该试验，确保它在报销范围之内。每个州可能会有不同的额外要求，因此你可能需要好好研究一下。未经批准或实验性的临床试验完全是另外一回事，你需要跟你的肿瘤科医生再好好谈谈。

如果你没有保险，可以跟医院或医疗中心的患者财政服务部门约个时间面谈。他们通常可以帮助你解决某些费用，或者从医院的基金会或拨款项目中找到一些资源。如果你的肿瘤科医生推荐你加入某个试验项目，不要让资金问题成为这个选择的拦路虎。美国临床肿瘤学会（ASCO）有一个面向患者的网站（www.cancer.net）会提供关于临床试验的详细信息。

◎ 临床药物试验中会发生什么 ◎

如果你找到并且决定要加入一个临床药物试验，你将会开启这场"公路之旅"的全新环节。（想象一下"绕个道"。）你很有可能要去另一家医院或医疗中心。但是这个过程中最令人震惊的是，在那里你将会成为一个数字，而不是一个人。2013 年 2 月，我变成了试验对象 985 号。

试验从定义来说应该是盲试验，因此唯一的标识就是数字：你的试验对象编号和测试研究。对我来说，这尤其令人吃惊，因为过去我活得那么努力是为了像个人，像个患者，忽然之间，我就只是一个数字编号了。成为数字这件事让我感到害怕，它剥离了我的所有个人标记，让我成了个无名氏。在医院的某些时候，我只想尖叫呼喊："看看我！我是个人！"

作为患者，在加入试验前你会签署知情同意书——你已经被告知该疗法和潜在风险，并且同意继续进行，但是一定不要忘了，你随时可以退出试验。一定要记得这一点，你才能记住你依然有发言权。没错，能加入这个试验，你很幸运，但是感觉幸运并不是你的唯一情绪。在我经历需要忍受 12 小时的禁食，然后再接受 4 小时的输液，并且有长达 2 天不能在我的儿女身边的那些日子之后，我并不觉得自己幸运。归根结底，你还是有发言权的。

临床试验中的那些数字 *

- 10：2014 年批准的癌症治疗相关药物数量。
- 85%：由于缺少符合资格和感兴趣的参与者而面临延期的临床试验药物的百分比。
- 73 155：截至 2015 年 4 月 16 日，在美国登记的临床试验数量。
- 20% ～ 40%：有资格参与临床研究的患者百分比。
- 2%：参与临床试验的年龄在 20 ～ 39 岁的患者百分比。
- 5%：参与临床试验的妇科肿瘤患者百分比。
- 300 多：过去十年通过美国食品药品监督管理局批准的新药物种类，这些药物中大约有 97% 依然在市场上出售。

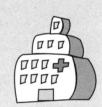

* 数据来源：《临床试验就医指南（第二版）》（*Patient Resource Guide to Understanding Clinical Trials*, 2nd edition, Patient Resource Publishing, 2015）。

另外一个让我吃惊的方面是试验令人产生的孤独感。通常情况下，你不会见到同一个试验中的其他患者（我一个人都没见过）。没有信息板、互助小组或者每周面谈。这是一种超现实的经历:你们都是这个"俱乐部"的成员,但是每个人都在不同的时间从不同的门进来。因此,如果你想寻求集体体验的话,临床试验可能无法满足你的这种需求。

第五章

食 品

在这次癌症"公路之旅"中，吃什么可能是个大问题，尤其在癌症治疗期间。在患上癌症之前，我的人生是围绕着食物展开的。如果你跟我还有世界上成千上万个吃货一样，你可以对号入座。我是受过培训的厨师，编辑过烹饪书，还帮助过其他人写他们的烹饪书，而且从小到大，我的妈妈每天晚上都会亲自做饭，并且每个周末还会在家里举办晚宴。我是那种刚吃完早饭就想着午饭、晚饭，甚至是第二天的早饭吃什么的女孩。结婚后我加上两个孩子和丈夫，就有了更多家庭菜单的选择。我会开车到 30 千米之外的地方去买我最爱吃的法棍，或者是早上 7 点钟起床去买镇上最好吃的牛角面包。我唯一一次"按规定饮食"是怀孕期间按医生医嘱不吃生食、奶酪、寿司、冷盘或含酒精食物。不过，如果没有人给我立规矩的话，我更想吃生食、油炸的、加了松露的或浇上酒后点燃的各种美食。要是有香槟的话，我更要喝一杯了。

因此，当吃变成了一项必需的行为，而不是一种愉悦的享受时，会感觉很恐怖。你可能会完全终止做饭。我就是这样的。我既没有精力，也没有兴趣再做了，而且做寡淡无味的食物会让我感到沮丧。那做饭还有什么意义呢？

化疗药物会改变味蕾，而且还经常会导致口腔溃疡。突然间，你每天能忍着吃下去（或者看到）的食物缩减到大概不超过五种。对我来说，这些食物是面条、牛肉、比萨、吐司和酸奶。当一位大厨朋友来我家里时，我发现了第六种能忍受的食物：韩国烤肉！这个故事的寓意是，不要拒绝尝试任何食物。再加上嗅觉的问题（参见第四章的相关内容，了解更多关于化疗影响你的嗅觉和味觉的信息），难怪食物会变得寡淡无味。

当然了，你不能期望所有人都了解你患上癌症后对食物的嗜好。我发现，当人们发现你患上癌症后，他们会以为你需要吃甜的，然后就开始为你烘焙各种食物。如果看到加一满勺糖能让你吃药时更容易咽下去的话，饼干、布朗尼蛋糕等各种甜品就会成群结队地出现在你家里。

有一种也许只是在加利福尼亚州（加利福尼亚州允许将大麻用于非医疗用途）才会出现的情况：人们把含有大麻的"美食"送来的频率会高到不可思议。在某个时刻，我家里存放的含大麻食物的量足以让整个镇的人都变得飘飘然。参见本章稍后的链接，了解更多关于医用大麻的信息。它可以作为一种备选，帮助促进食欲、缓解疼痛。

我努力将过去的吃货生活融入患上癌症之后的生活历程中。我清楚地知道，在治疗前或治疗后，我能吃得下本地面包房的哪种三明治，在去洛杉矶接受临床药物试验治疗的时候，我总是会跟陪我一起去的人尝试探索新餐厅。我在《洛杉矶》杂志上画上各种圈圈，并折页做记号，这样我们就可以按照上面的介绍去寻找"山谷中最美味的饼干"或者"格伦代尔市的最佳三明治"。我总会在帕萨迪纳市的一家面包店吃沙拉和面包，那里的工作人员每次都能认出我。这让我感觉好像有更多人在为我加油鼓劲。这些"冒险经历"让癌症旅程变得更容易忍受：少了一些医疗意味，多了一些天马行空的想法。在这一顿饭的时间内，我可以假装自己是在南加州的杜瓦迪市度假——没有别的原因，只是纯粹享受其中的乐趣。

在患癌症期间，我关于食物最愉悦的记忆是在药物试验初期，当我被允许可以结束 10 ～ 12 小时的禁食期后，我的丈夫带了黎巴嫩美食去医院看我。他提着两大袋子食物走进来，病房里那位年轻的护士瞪大眼睛站在那里，看着他打开一个又一个盒子：鹰嘴豆泥、塔博勒沙拉、烤肉串、腌萝卜和皮塔饼。我喜欢的菜全在那里，而我当时饿得前胸贴后背。我开始往嘴里塞各种食物，后知后觉地看了看护士，问道："可以吃这些吗？"她不带任何调侃语气地说："可以，要是你的胃爆炸了就不行。"我翻了个白眼，继续吃了起来。

◎ 吃吃，喝喝……你得了癌症 ◎

人们（朋友和完全不认识的人）会开始问你想吃什么。如果每次有人问我是不是"还能吃肉"的时候，我都能得到一美元，那我就发财了。每个人都有一套关于食物和癌症的见解，而且他们都想跟你分享。人们会告诉你这种维生素多么有效，或者建议你避免摄入奶制品，或者是让你吃某种稀有植物的果实。通常这些建言都是伴随着各种食物——带着极大的热情送来的"健康的"汤、豆腐煲或甜菜根沙拉。如果你向对方承认当天已经吃了半个腊肠比萨，还有一根冰棍的话，他们评价这些食物时一般会带着一种高人一等的语气，并且还会伤感地摇摇头。如果你告诉别人你都吃了哪些东西,他们可能会发表评论,对此你要做好心理准备。

◎ 体重观察者 ◎

当然,跟食物直接相关的就是体重。在"癌症王国"里,保持体重和增重一般是体重方面的目标,除非你被确诊之前就已经严重超重。为什么呢?因为脂肪就等于能量,你需要能量来保证你每天能够起床、呼吸,以及按时就诊,而且你的身体需要更多的能量来打败那些潜伏的癌细胞。

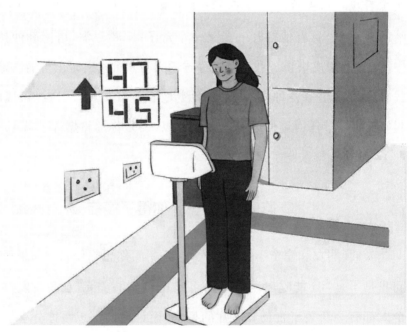

在大部分医院,肿瘤科就诊都是从称体重开始的。
我把它看成是减肥的反面版本——你的体重上升才能得分

在大部分医院,肿瘤科就诊都是从称体重开始的。脱掉鞋子,摘下较重的首饰,等待电子秤显示结果的滴声响起。我把这看成是减肥的反面版本——与减肥时体重秤数字下降就能得分相反,在这里,你的体重上升才能得分。不过,这个话题很复杂:在化疗中有些人会增重,有些人会减重,并没有规律可以遵循。

医生会列出一个又一个你应该吃的食物单子,比如火鸡、瘦肉、三明治等,尽可能让你保持健康和强壮。有两种食物可能是医生建议你不要吃的:第一种是西柚,包括西柚汁。西柚含有呋喃香豆素,它会抑制人体内分解药物的酶的活性。如果没有这种酶的控制,人体内的药量可能会累积到有毒的程度。(其他柑橘类水果,例如酸橙、青柠、柚子等,也含有呋喃香豆素,但是它们对药物的干扰作用还未得到充分研究。)这一般只适用于口服类药物,不过要跟医生确认一下。第二种是抗氧化剂含量高的食物,如巧克力、茶、蓝莓等,因为你需要让化疗药物留在体内,但是抗氧化剂却会帮助身体消除"不好的"东西,这会让你不能达到治疗的目标。某些维生素会跟药物产生严重反应,因此在治疗期间,服用任何维生素、矿物质或其他补充剂,都要先咨询医生的意见。

这里有个问题:你已经在吃医生给的药,并且做了他们要求的其他所有事情,你真的还要完全听从他们对食物的建议吗?事实上,除了西柚和抗氧化剂含量高的食物之外,我随心所欲地吃吃喝喝。如果我只想吃比萨的话,谁跟我讲维生素之于健康或骨骼恢复的好处都没用,我还是不会喝下薏米粥的。人无法只依靠吃比萨来活下去,但是如果是在什么都吃不下和吃比萨之间选的话,还是选择比萨吧。你要自己来做决定,但是你要知道,当你"拒绝"菜花萝卜汤的时候,你并不是一个人在战斗!

在其中一个化疗周期中,我只吃那些我能吃得下的东西——几口面包、米饭、肉汤和水,那一周我瘦了差不多1千克。直到那个化疗周期结束后,我终于吃上了一顿像样的饭(意大利面和肉丸子!),我真想大肆炫耀一番。

不过毫无疑问，增重的目标带来的问题就是恶心。关于恶心的更多信息，参见第四章的"化疗的副作用"部分。对大多数人来说，不是因美味而用餐或是为增重而进食都是令人沮丧的，它会降低你吃东西的欲望。针对那些你必须吃的东西（而且你真的必须吃，不要在你的疾病清单上加上一项营养不良），但是你难以下咽的情况，下面给出了一些建议，这些建议得到了我的众多癌症幸存者朋友的非官方认可：

• 在冰箱里备好冰棍。当你因为口腔溃疡难以进食时，它们是不需要费脑子思考就能选择的食物，吃起来轻松方便（而且，你总是可以跟孩子们分享）。现在冰棍有多种口味，包括健康一点的甜菜胡萝卜味冰棍（吃起来有点樱桃味道）。冰淇淋也可以，不过你接受完化疗的胃对乳制品的反应可能不太确定。

• 找到附近的 7-11 便利店，然后去思乐冰柜台点上一大杯。

• 柠檬饮料和酸橙饮料：柑橘味对消除恶心感有一定的作用。

• 姜饼是我在癌症治疗期间最爱吃的饼干。各种形式的姜食品，如姜汁汽水、姜茶、姜糖，都对改善恶心症状有帮助。不过我最喜欢软软的、比较耐嚼的姜饼，它帮我撑过了整个治疗及恢复阶段。如想了解姜饼的制作方法，参见本章稍后部分的内容。

• 果昔：如果你无法忍受牛排——甚至是一块黄油——但是又缺乏必需的蛋白质，可以尝试做一杯果昔。先放入香蕉或冻草莓（或者对你有吸引力的其他水果），再加入蛋白粉、花生酱、杏仁奶，或者是能帮助你撑一天的其他蛋白质。你还可以加入一把菠菜，添加一点绿色（最后味道完全喝不出来加了菠菜的）。还有预制的奶昔混合物，制作时只需要加冰就好了。如果你真的很想喝，但是又不在家，就在离你最近的餐厅点一杯奶昔吧。

• 米饭：一大份松软的米饭是最容易下咽的食物之一。如果你去朋友家或者在外面吃饭，但是又吃不下其他食物时，米饭是很好的选择。地球上几乎所有国家的美食都包括某种类型的米饭，想吃时很方便。

世界上最好吃的姜饼

姜饼并不是它真正的名字，不过这种饼干是我在治疗期间百吃不厌的。这种饼干最棒的一点是任何人都可以做，真的非常简单。我的吃货朋友（兼烹饪书作者）库尔特·达迈尔慷慨地允许我转载这个食谱*。

姜　饼

制作 36 个饼干需要的原料：

• 112 克普通面粉

• 4 克食盐

• 10 克小苏打

• 4.6 克肉桂粉

• 3.5 克姜粉

• 2.5 克蒜泥

• 1 个大鸡蛋

• 200 克中性味道的烹饪用油，例如芥花籽油或大豆油

• 50 克融化的无盐黄油

• 68 克黑糖（参见注意事项）

• 200 克黄砂糖

• 100 克颗粒状白砂糖

制作步骤：

1. 烤箱预热到 200℃。

2.在大碗中将面粉、食盐、小苏打、肉桂粉、姜和蒜搅拌均匀。

3.使用装有浆状搅拌头的手提式搅拌器或搅拌机,将鸡蛋、油、黑糖和黄砂糖在碗中以中速搅拌均匀,在搅拌过程中不时刮一刮碗的内侧。将面粉等干的原料加入碗中,以低速搅拌融合,在搅拌过程中记得要不时刮一刮碗的内侧,直到面团搅拌均匀。

4.将白砂糖加入中号浅口碗中。将面团做成直径接近4厘米的球,一次放4～6个小球在白砂糖碗中滚动,直到每个球全部都沾满糖。将球放在未抹油的烤盘中,互相间隔5厘米。

5.如果想要耐嚼的饼干,烤8～10分钟。如果想要更脆的饼干,烤12分钟。将烤盘上的饼干晾5分钟,然后小心地移到冷却架上,直到完全变凉。

注意事项:黑糖会让饼干颜色变深,并且做出来的饼干比一般糖浆做出来的味道更浓厚。黑糖还富含维生素和矿物质,比大多甜味剂更有营养。一般在杂货店都可以买到黑糖,不过如果你喜欢,也可以用味道更淡或更浓的糖浆来代替。

提前准备:室温条件下,在密闭容器中储存的饼干最多可以保存5天。

---

* 受 权 转 载:Kurt Beecher Dammeier, Laura Holmes Haddad.*Pure Flavor:125 Fresh All-American Recipes from the Pacific Northwest* Clarkson Potter/Crown Publishing Group, 2007.

你会发现大部分医生都不愿意推荐某种具体的"抗癌"食物。通常情况下,医生会告诉我:"能咽得下去什么,就吃什么。"所以我姐姐对可能增强红细胞和白细胞计数的食物做了一个小调查。我当时极其渴望能够增加这两种细胞计数,以便继续接受化疗(细胞计数较低可能会导致被踢出临床试验），因此如果有人说吃虫子有用的话，我可能也会毫不犹豫地咽下去。做一些可能会增加我的"细胞计数"的食物，的确给我（和我的家人）带来了一些控制感，至于这样做到底有没有效果，我就不知道了。我试过吃炸的或煎的牡蛎来增加白细胞计数，吃牛骨髓汤配吐司来增加红细胞计数。坦白说，有时候我本来也想吃这些东西，因此并不算是额外的负担。

医用大麻

医用大麻（或大麻制品）经常出现在新闻标题中，但是很少有人真正了解它。精神性（消遣性）药物跟医用大麻是有区别的。大麻中有两种主要成分：大麻二酚（CBD）和四氢大麻酚（THC）。如果大麻二酚的含量高于四氢大麻酚，这种植物对精神的作用就小得多。研究表明，医用大麻可以有效治疗多种医学疾病，包括青光眼、多发性硬化症（MS）、艾滋病导致的消耗综合征，以及呕吐、恶心等化疗的副作用。

如果止痛药或止吐药不起作用，可以考虑使用医用大麻，但是，一定要让你的医生知道，以免出现药物反应或违反临床试验药物协议规则。截至本书成稿时，美国的23个州和哥伦比亚特区已经将医用大麻合法化。有一种医用大麻需要医生开处方，并且可以在传统的药房购买。这种医用大麻叫作屈大麻酚或卓那比醇，是去除了四氢大麻酚的大麻。它是胶囊型的，可以像其他口服药一样服用。其副作用包括嗜睡、头晕和食欲增加。

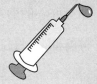

空腹会加重恶心感。我的一些幸存者朋友会每两小时进食一次,以避免恶心感。再说一遍,这是一个试错的过程。关于恶心的更多信息,参见第四章的"化疗的副作用"部分。虽然经常会有朋友出于好意给我送来姜茶和"增加活力的"草本混合饮料,但是它们对我全都没有效果。它们现在还摆在我的柜子里,就像比萨斜塔一样。

当人们送来饭菜,并问你喜欢吃什么、不喜欢吃什么的时候,如实告诉他们。让恶心感成为你的指引,因为在化疗和放疗期间(以及手术后),你可能会更加频繁地感到恶心。我告诉他们不要准备太辣的食物、含奶油的汤和鱼——这是我在化疗期间无法忍受的几种食物。有的患癌症的朋友宣布拒绝肉类、西蓝花和所有红色的食物。朋友和家人希望能做一些你吃得下的食物,因此不要担心会伤害他们的感情,直接说你想吃草莓酱或者烤通心粉。还有,绝对不要对想带食物给你的人说"不用了,谢谢"。如果是你现在不能吃的东西,可以冷冻起来以后吃……或者也可以给你的家人吃。我的朋友们超棒,很会随机应变,送来了可以在本地餐厅点外卖或者在网上订购食物的礼券,从面包到冰淇淋,都可以送货上门。发现有美味的食物在门口等着我正是我所需要的帮助,即使在确诊癌症一年后依然如此。

如果好心的朋友都已精疲力尽或者远在千里之外,你依然需要食物方面的帮助,可以问问你的医生或治疗中心,看医院附近是否有餐饮服务。

有很多组织会给癌症患者递送食物。当你无法亲自去店里选购的时候,这些服务简直是雪中送炭(参见"资源"部分,了解更多信息)。

　　如果在口味和营养方面，你陷入了一成不变的食物组合，可以让你的医生推荐一位营养学家或饮食专家。几乎所有的癌症中心都有全职营养学家或饮食专家，他们可以跟你见面讨论食物并帮助你规划饮食。他们可以在治疗前、治疗中和治疗后为你提供帮助。

第六章

副作用

在这场癌症"公路之旅"中,你将会失去很多东西:你的头发、你的能量,甚至是你的生育能力。本章将会探讨如何应对这些癌症的"副作用"。

◎ 头发:光头和美丽 ◎

看着你的头发大把大把地掉在枕头上,这种景象比你能够想象到的任何场景都更触目惊心(即使你本来的头发状况并不是太好,也是如此)。医生会提醒你,化疗后会掉头发,然后你就开始了等待:它会在第一次治疗结束后几天出现呢?一周还是两周?会不会有一天早上我一起床,就发现自己的头发掉光了?还是说头发会缓慢地不断脱落,就像动物在春天换毛一样?

我没有做好准备的是,每次我一动身子,一小撮头发(后来变成一小把头发)就会飘落到地板上。我并没有意识到,头发会像魔术贴一样牢牢地粘在法兰绒床单上。我抬起两根手指挠了一下头皮,然后一把头发就掉了下来。在那个时候,我正在进行第一次化疗,掉下来的那把头发差点让我崩溃,这太让人不安了。在那之前我还曾经想过,谁需要头发啊?我开过小玩笑,说我可以摆脱吹风机了。但是当那一天真的到来,头发开始在床上、走廊和浴室里四处掉落时,我觉得自己像身处一部恐怖电影之中一样。

当时在我的脑子里只有一个选择,那就是我要剃成光头。我还有一个浪漫的想法,开车去市里,找那位每月有一天不营业、专门接待癌症患者的美发师。这是一份有价值的事业,如果你在住所附近能找到一家这样的店就再好不过了。我计划去剃个光头,逛个街,再吃个午饭。但是当我打电话过去预约时,她说接下来的一周都约满了。而我等不了一周了,那时的我只能勉强坚持坐 15 分钟不呕吐。因此我们花 35 分钟,开车去了我妈妈经常去的一家本地的理发店,那里的理发师从我 10 岁时就认识我了。这种感觉很神奇,在一个非常熟悉的地方,我正在经历完全陌生的体验。

我提前打电话告诉前台接待,我要剃光头。他疑惑不解地问:"你说什么?"我回答说:"我得了癌症,需要剃个光头。"2 小时后,我坐到了店里靠窗的椅子上。在理发师帮我系紧黑色围布脖子处的带子时,我努力忍住欲奔涌而出的眼泪。我的姐姐和一位癌症幸存者朋友陪着我一起来的,她们各自握着我的一只手,还给我拍了照片,我尽力避免直视镜头。理发师大概花了 15 分钟,换着用了几个不同的刀片,然后我就变成了光头。在理发店的灯光和镜子的映衬下,我的大白光头令人震惊。从一张你在镜子里看过无数次的面孔变成一个陌生面孔,这种感觉非常不真实。"你的头型很漂亮!"朋友拍着我的肩膀说。我用手揉了揉头顶,感觉到头骨的起伏,很光滑,不过有一点发碴。我努力挤出了一个微笑。我们来的时候带了一条丝巾,我的姐姐把它绑在我的头上,还打了个时髦的结。我们穿过马路,她给我买了一副大大的奥黛丽·赫本风格的墨镜,然后我们就去吃芝士汉堡了。

最终你剩下的头发(是的,那点儿头发)也会脱落,就像换毛的鸟儿一样。我的毛发全都掉了,除了眉毛和腋毛。这种情况令人震惊的程度真是超出意料。但是你会习惯的,震惊情绪会消退。总有一天,你会发现,没有了头发,你的早晨可以过得非常简洁:花2分钟冲个澡,戴上头巾或帽子,然后就可以出门了。

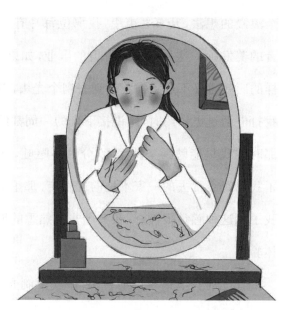

看着你的头发大把大把地掉在枕头上,这种景象比你能够想象到的任何场景都更触目惊心。但是你会习惯的,震惊情绪消退后,你会发现,没有了头发,你的早晨可以过得非常简洁

除了丝巾之外,帽子和假发也是个选择。大部分医疗中心都有好几

筐棉质帽子和毛线帽子,它们是幸存者制作的或者当地志愿者捐赠的,在冬天戴起来很舒服。我有一顶小小的黑色羊毛绒软帽,我在1月和2月会戴上它,甚至在床上也经常戴着它。我以前从来都不知道,原来没有头发的时候,头会感觉很冷!头巾也很好——我认识的好几位男性癌症患者都会戴头巾,不过因为现在光头是一种流行时尚,没有人会真的注意到某个男性的头发是不是掉光了。为了让我的头顶看起来好看又闪亮(并且滋润),我每天晚上会在头顶涂抹纯椰子油(橄榄油、葡萄籽油、霍霍巴油和杏仁油也可以)。如果你觉得油太过油腻的话,可以试试面部保湿霜,或者是清爽无味的身体乳液。

◎ 要不要戴假发? ◎

这是一个个人选择问题。对我来说,假发又热又痒,而且我很担心用力摇头时假发会飞出去,不过我知道很多女性都喜欢假发。假发分为两种类型:真发和人造发。假发的费用比你想象的要更贵。我从一位假发店的老板那里听说,用真发制成的假发是最贵的,人造假发便宜一些,也更易于护理。很多患者会把购买假发当作是一场外出活动,带上朋友作陪,坐在假发店里一顶接一顶地试戴各种假发。一位幸存者朋友说,当她戴着某一顶假发出门时,看起来就像另外一个人。这几乎就像一场游戏一样。对有些人来说,头发对他们来说非常重要,因此他们无法忍受失去头发。如果你是这类人的话,至少要在治疗开始前几周在假发店进行预约。如果你找不到附近的假发店,可以查看美国癌症协会的TLC(温柔关爱)网站,或者要求他们寄送一本产品目录。TLC 项目出售假发以及假发配饰、头巾、头巾帽和帽子,而且还向有困难的患者免费提供假发。潘婷的美丽秀发项目(还有一些其他的项目)使用人们捐赠的真发来为癌症患者制作假发(参见"资源"部分,获取更多信息)。

如果你因为囊中羞涩不能购买一顶假发,有很多非营利组织可以帮助你并提供购买假发的资金。如果医生在处方上把假发开成是一种"颅骨修复体"药物的话,有些医疗保险公司可以报销费用。医疗保险和医疗救助分别有各自的政策规定,因此一定要问清楚。参见"资源"部分,获取更多信息。

另外一个选择是用你自己的头发来制作假发,美国有一些网站提供在化疗脱发之前如何剪发并寄送自己的头发的详细信息,然后该网站会按你的要求利用你的头发制作假发。如果你是短发,他们会以你寄送的头发为基础进行补充,不过你也可以让朋友或家人捐赠他们的头发。这种假发必须戴在帽子或头巾下面,不过如果你喜欢自己真的头发的话,这还是值得一试的。参见"资源"部分,获取更多信息。

如果脱发让你焦虑的话,你很有必要问问你的肿瘤科医生如何避免这种情况。在化疗期间预防脱发的最新技术是使用一种被称为"冷帽"的东西。患者在化疗前、化疗中、化疗后要佩戴一顶非常冷(-26～-40℃)的紧密贴合的帽子。低温会让头皮下面的血管收缩,这样就会减少留在头发毛囊中的化疗药物的量。理论上来说,由于头发毛囊受到的损害变小,脱落的头发也会变少。我认识的两个女性患者使用了这种产品,她们确实保留了大部分头发。虽然她们的头发有些部分分布不均,但是并没有完全脱落。虽然"冷帽"自 20 世纪 70 年代就在欧洲开始使用,但是直到 21 世纪初,它才在美国结束临床试验阶段。2015 年 12 月,DigiCap 公司的头皮冷却系统(Scalp Cooling System)才被美国食品药品监督管理局批准,可以用于成年癌症患者。冷帽的费用不一定能被保险报销。据其制造商估计,每名患者在治疗中使用冷帽的费用为 1500 ～ 3000 美元。参见"资源"部分。

不过,"冷帽"并没有得到一致推荐。很多肿瘤科医生担心这种帽子会阻碍化疗药物到达头皮部位,这样可能会遗留一些癌细胞。这是你需要跟肿瘤医疗团队探讨的另一个问题。

◎ 回归真实面目:染发 ◎

我的金发是染出来的,而且这个形象已经维持了多年。因此,当我的头发重新长出来时,它也变成了原本的深棕色(还有很多白发!)。我极其渴望变回原来金发的样子(就像我的孩子一直提醒我的那样),因此我跟放疗科医生谈了染发的问题。她建议我在治疗结束后至少等上 6 个月,然后再去染发(或烫卷发,以及使用直发技术)。

即使在过了 6 个月之后,我的发型师还是建议我只使用有机染发剂。我曾经违背过这个建议一次,头皮立刻就被染发剂烫伤了,因此对你使用的产品一定要慎加选择,不要把漂白剂随便抹在你娇嫩的头皮上!你可以进行皮肤接触测验:先在你的胳膊上抹一点染发剂,看看有没有什么反应。当你的头发长出来时，要轻柔地对待它：不要使用吹风机、卷发棒、卷发器，要用软毛梳子来梳理新长出的头发。它可能会比以前的头发更粗、更弯或更直，或者完全一样。每个人的情况都不一样。

◎ 做好生育计划：保留生育能力 ◎

对女性来说，很多癌症治疗可能会导致不孕和过早绝经，某些癌症可能会导致受孕困难或无法受孕。对男性来说，化疗、放疗和某些手术可能会影响精子数量、睾酮生成，并最终影响生育能力。如果你是一名癌症患者，并且希望能在某个时候要孩子或者是再要一个孩子，当务之急是考虑你有哪些保留生育能力的选择（根据美国癌症协会的统计，每年有 15 万 45 岁以下的美国人被确诊癌症）。你的年龄、癌症类型和获得的治疗都会影响保留生育能力的选择。

任何保留生育能力的措施都要尽早实施——好的消息是，现在关于保留生育能力的咨询服务比以往更为普遍。即使你还年轻（从生殖角度来说），你依然可能会面临生育能力丧失的问题，因此最好现在就开始准备，而不是把它推迟到你可能面临更大挑战的时候。最重要的是，跟熟悉这个领域的医生进行探讨。一些较大的医疗中心设有专门的团队，专门诊治生殖相关的内分泌失调与不孕症，你也可以咨询内分泌医生和泌尿科医生等专业人士。还有一个正在发展的领域，叫作癌症生殖——这个术语是由美国西北大学芬伯格医学院提出的——该领域帮助癌症患者探索和规划他们在治疗前、治疗中、治疗后的保留生育能力选择。还要记住一点，如果你被确诊，并且必须立即开始治疗，你依然拥有保留生育能力的选择——一些生育诊所提供"快速响应"服务，因此不要恐慌。

对女性来说，有三种常见的保留生育能力方案，分别涉及卵子、胚胎或卵巢。冷冻卵子是最常见的程序，不过费用可能很昂贵。该过程以服用排卵药开始，然后在 10 ～ 14 天间，随机进行促排卵（促进女性排卵）并保留卵子（通过冷冻保存的方式）。冷冻卵子的费用大约为 13 000 美元，外加每年的保管费用。（癌症治疗一般必须推迟到获取卵子之后。）胚胎也可以被冷冻。过程包括促排卵，然后使用伴侣或捐赠者的精子进行体外受精。这个过程的费用与冷冻卵子的费用差不多，大约为 13 000 美元，外加每年的保管费用。冷冻和移植卵巢组织是一项较新的试验性方案，不需要较长时间地延迟癌症治疗。其流程主要包括移除一个卵巢，然后冷冻卵巢组织，直到该女性患者结束癌症治疗并做好怀孕的准备。在那个时候，卵巢组织会被移植回她的体内。这种方法的费用大约为 10 000 美元，外加保管费用。在决定采用一种方法之前，要做好调查研究工作。每种方法都有各自的利弊，并且效率也各不相同。

对于男性来说，冷冻精子（被称为精子银行）是最常见的保留生育能力方案，并且适用于所有已经度过青春期的男性。冷冻精子的费用大约为 1 000 美元。正在接受放疗的男性的另外一个选择是使用辐射屏蔽层来保护睾丸，以保留精子生成能力。除此以外，还有两个试验性的选择：睾丸精子提取术和睾丸组织冷冻。

在癌症患者保留生育能力方面，有很多专业的基金会和非营利组织，有些还可以帮助提供精神和资金方面的支持（参见"资源"部分的完整清单）。

要注意，不孕不育者可能需要通过辅助生殖技术来实施进一步的措施。辅助生殖技术涉及通过人工或部分人工的方式来怀孕，方式包括胚胎或卵子捐赠、体外受精。这些方式的费用都很贵，比如，体外受精的费用为每个周期 1.2 万～ 2 万美元。当你已经面临着癌症治疗的高额费用时，这些数字听起来可能很吓人。美国的一些州要求，保险公司要为那些面临不孕不育问题的投保人报销生育协助的部分费用，因此要跟你的医疗保险公司进行确认。如果你选择的服务不能报销，你依然可以提出索赔，并在被否决时准备上诉。咨询医疗顾问可能对这个过程很有帮助。如果你正在面对这种复杂的保险情况，一定要让你所在的医院或医疗中心为你联系到一位顾问。除此之外，一些生育中心和个人诊所会向癌症患者提供优惠，因此当你咨询生育中心时，要问问他们是否有优惠方案。

收养或领养可能是你和你的家人的其他选择，而且这两种选择都很值得考虑。

如果你在怀孕期间被确诊为癌症，找一位专业人士咨询。这个话题需要用一本书的篇幅来探讨，不过可以从"两个人的希望（Hope for Two）"这个极好的网站资源开始，这个网站专门面向患有癌症的怀孕女性（参见"资源"部分）。

◎ 癌症的那些数字 ◎

在被确诊三年后，我列了一个清单，记录了我所经历的种种。有时候数字比文字更加生动。

· 住院 4 次。

· 5 次乳房 X 线检查。

· 7 次超声波检查。

· 12 次 CT 扫描检查。

· 2 次 PET 扫描检查。

· 4 次 PET-CT 组合检查。

· 4 次骨骼扫描。

· 放疗 40 天。

· 化疗输液 15 次。

· 服用 PARP 抑制剂口服化疗临床试验药物维利帕尼（ABT-888）500 多天。

· 坐在候诊室的塑料椅子上等待过无数小时。

· 穿着粉色纸质袍子（前面开口）坐在检查室里等待过无数小时。

· 填过 300 多份表格。

· 见过 2 位全科医生。

· 咨询过 5 位肿瘤科医生。

· 经历 2 位放射科医生。

- 3 次手术。

- 2 个乳腺被切除。

- 19 个淋巴结被切除。

- 90 多针缝线。

- 植入 2 个生理盐水乳房假体。

- 2 位乳腺外科医生。

- 2 位整形外科医生。

- 1 位妇科肿瘤外科医生。

- 1 位妇科外科住院医师。

- 1 位麻醉科医生。

- 1 位皮肤科医生。

- 1 位肿瘤心理医生。

- 1 位心理医生。

- 1 位物理治疗师。

- 1 位肿瘤社工。

- 3 位治疗性按摩治疗师。

- 无数位优秀的护士。

- 1 个刻薄的护士。

- 1 个完全不称职的护士。

- 1 次细针穿刺。

- 1 次肋骨活检。

· 插入经外周静脉置入中心静脉导管 1 次。

· 移除经外周静脉置入中心静脉导管 1 次。

· 置入过 1 次胸部输液港。

· 移除过 1 次胸部输液港。

· 抽血 500 多次。

· 胳膊插过 50 多次静脉导管。

· 脚上插过 2 次静脉导管。

· 脖子插过 1 次静脉导管。

· 插过 1 次导尿管。

· 去过 5 家医疗中心。

· 服用过很多很多毫升的多种抗生素、麻醉剂、止痛药和其他混合药片和药膏。

· 2 次临床药物试验。

· 1 次临床药物试验被取消。

· 1 次个体临床药物试验。

· 累计禁食 10 多天。

· 吃过 6 次大麻饼干。

· 卧室组装过 2 张医院病床。

· 输过无数升钾溶液。

· 坐过无数次轮椅。

· 600 多份药方。

- 真正吃过 1 次医院的饭菜。

- 乘坐过 50 次航班。

- 吃过无数袋椒盐饼干。

- 几个超棒的空乘人员。

- 1 个刻薄的空乘人员（是的，我说的就是你，在某个大型航空公司工作的詹妮弗）。

- 很多杯红酒和香槟（在节日和试验结果好的时候）。

- 吃掉 100 多个比萨。

- 剃光头 3 次。

- 12 条丝巾。

- 1 顶戴起来发痒的假发。

- 去教堂 4 次。

- 2000 次祈祷。

- 查看卧室里那个写着 "HOPE（希望）" 的花盆 1000 次。

- 无数小时观看无聊的电视节目。

- 300 多份送到家门口的别人亲手做的饭菜。

- 300 多张写满鼓励的卡片。

- 无数个充满加油打气的语音留言。

- 跟世界上最勇敢的癌症患者和幸存者之间的无数次谈话、邮件往来和拥抱。

- 1 个无比勤奋努力的丈夫和家庭，他们从不接受 "不可能" 的回复。

• 每一分钟都能让我屏住呼吸的 2 个迷人的孩子（还有 3 个美丽可爱的侄女）。

• 几箩筐眼泪。

• 无数次大笑。

• 无数善意。

以上就是我的清单。在这里写下你的清单：

_____

_____

_____

第七章

睡眠问题

西方文化似乎将睡觉看作是一种奢侈的享受，将"睡懒觉"或打盹小睡等同于懒惰。这从科学角度来说是一种误解，尤其是当我们谈论生病的人的时候。每天晚上，我们都需要通过睡觉来恢复精力，当你生病时，睡觉就变得更加重要。你的身体会在睡眠期间自我修复，就是这么简单的道理。当你睡觉时，会发生几件事：你的心脏和血管会修复和愈合；你的大脑会生成新的神经元并修复受损的神经元；你的免疫系统则会做好准备对抗感染。打盹也很重要。而且，再说明一下，疲乏无力——那种睡眠也无法修复的疲惫——通常是癌症治疗的副作用之一。缺乏睡眠的影响（血压升高、胰岛素抵抗力下降、免疫能力减弱、抑郁，以及记忆力减退等）可能会让你的这场"公路之旅"变得更加复杂和艰难。

◎ 失眠（我完全清醒）◎

随着"癌症王国"的领域扩大，失眠会随之而来。各种药物作用、引起焦虑的诊断结果、可能会出现的生理疼痛，它们组合在一起，你将会面临几个难眠之夜。有些日子，我凌晨 4 点还很清醒，在家里四处转悠，或者叠一叠洗好的衣服，然后早上 6 点回到床上，一直睡到中午。我只能这么对付失眠问题。癌症患者的睡觉作息时间一般跟别人相反：你会在白天睡觉，晚上清醒。尽你所能将你的作息标准化，以便使睡眠时间最大化。不要认为缺乏睡眠的问题不重要。如果你在忍受失眠的折磨，一定要告诉你的医生这个问题，以采取措施获得足够的休息。

◎ 疲 惫 ◎

感到精疲力尽是癌症治疗常见的副作用。无论你患的是哪种类型的癌症，都无法避免这个问题。药物治疗和精神压力可能会让你的身体运作减慢。医生一般会测量你的白细胞计数（在你的检查表中用 WBC 表示）来评估你的疲惫程度。白细胞会对抗身体内部的感染——健康的身体每天大约会产生 1 000 亿个新细胞——化疗和放疗则会破坏这些细胞。这些特别的白细胞被称为嗜中性白细胞，当它们在人体中的数量过少时，就会导致嗜中性白细胞减少症。白细胞计数过低时还会导致频繁出现淤伤，并导致贫血。一般疲惫的感觉可能是会有些困倦，甚至好像离不开床。我的表现与之不同，典型的表现是我每天下午都需要午睡。疲惫最令人沮丧的一点是它是看不见的，其他人可能不把它当回事。

我得到过一些有关缓解疲惫的建议，包括运动和吃某些食物。但在我治疗期间，这些方法都没有效果。我试过当我觉得吃得消的时候，每天走路,哪怕只是在家附近走走,但是有些日子,我会因为治疗而心力交瘁,只能在房间里走动。有些人在治疗期间会去骑自行车、慢跑,并且能够进行积极的锻炼。不过,只要你保持一定量的活动,就不用有压力,觉得一定要去慢跑或者骑车 5 千米。我曾经练习瑜伽十余年,然而在那段时间,我却连基本体式"下犬式"都做不了。在治疗期间,最重要的是听从你的身体,不要给它太大压力和逼迫。你的身体正在加班加点地试图对治疗进行新陈代谢,强迫它增加负荷并不是最好的解决方案。每天好好休息真的是唯一的解决方法,接受你自己慢下来(只不过是暂时的)也是治疗的一部分。

不过,这并不是说你要一整天都待在床上或者沙发上。身体活动很重要,哪怕只是在家里走来走去,积蓄力量,直到你能够慢慢溜达到信箱那里,然后也许可以在门口的街道上走一走(一定要有人陪着!)。对自己好一点。如果你一点运动也做不了,跟你的医生谈一谈,也许有替代方式来让你锻炼。关于治疗中和治疗后的更多锻炼信息,参见第十章的"动起来:治疗期间的运动"和第十二章的"复发"部分内容。

◎ 数羊和其他睡眠辅助方法 ◎

如果你的睡眠问题持续存在,问问你的医生是否有短期使用的能帮助你的药物。在跟你的肿瘤科医生交谈之前,什么药物都不要吃——不管是非处方类(如泰诺安)、草药(包括褪黑素)或处方药(如安必恩、苏沃雷生或鲁尼斯塔)都不行。你肯定不想造成不良药物反应。

为了增加一夜酣睡的概率,可以尝试以下这些入睡仪式:

· 睡觉前 1 小时内,不要打字、发信息、看电视,或者使用笔记本电脑或其他电子设备。电子屏幕会触发大脑活动、产生认知刺激,在你想要睡觉的时候,这种效果跟你希望达到的完全相反。

· 确保卧室温度舒适。理想的睡眠室温条件为 19℃。稍微凉一点比热一点要好。

· 在睡觉前不要听吵闹的音乐。

· 在睡前几小时内,不要喝含咖啡因或酒精的饮料。它们都能发挥兴奋剂的作用。

· 每天早上同一时间起床,即使你晚上睡得不好也要如此。

· 尝试噪声机器:白噪声、鸟叫声或者大海的声音可以让你平静舒缓地进入梦乡。

· 如果你的房间会进来很多自然光,尝试用新的窗帘或百叶窗,或者戴上舒适柔软的眼罩。如果你夜间盗汗的话,最好使用棉质眼罩,这样皮肤感觉更舒适,而且它还可以放进洗衣机清洗。

· 睡前冥想。我以前总是开玩笑地说,在我吃那么多处方药的情况下,感觉冥想是一种欺骗。不过如果你喜欢冥想,也有能力做的话,可以尝试睡觉之前在一个黑暗、安静的房间来进行冥想。

· 如果你躺在床上 20 分钟后还是无法入睡的话,可以起床到另一个房间花上几分钟做些事情,然后回到卧室再次尝试入睡。

第八章
最棒的患者也没有奖励

照顾好作为患者的自己需要做到两件事：寻求帮助；花时间为自己做事情。别想医疗方面的事情了，癌症治疗的"公路之旅"需要的绝不仅仅是医药。药物只是加进油箱里的汽油。在正常思维下，什么样的人在准备一次公路远行时不带上零食、饮料、地图、电子设备、耳机和创可贴呢？只有傻子才不会这样做吧？

每次看诊时，你的医生会将你的生命体征作为基准，来决定你接下来的治疗——比如，如果你的血压升高或者体重急剧下降，你的治疗就不会如常进行。本章将谈及生命体征出现问题时如何寻求帮助，还将谈到如何提升你的"心理体征"——让这场"公路之旅"更舒服一些的各种方式。良好的"心理体征"对患者的生活来说至关重要，不可或缺。无论你需要什么来让你的一天、一周、一个月更好过一些，你都应该开口要求。你在生理和心理上都会承受极大的痛苦，因此当务之急是你要提出任何能让你感觉舒服的要求——当你得了癌症之后，"通情达理"的意思就会发生极大的变化,你不妨更"矫情"一点。开车去你最喜欢的海滩或山上,去高尔夫球练习场,买一堆旅行杂志,去逛商场——每个人得到心灵慰藉的方式都不同。想做什么就去做吧,现在不是害羞忸怩的时候。

◎ 生命体征:如何寻求帮助 ◎

最配合、最安静的患者并不会得到一罐金子的奖励,你要尽管提出你的要求。如果医生的手已经放到门把手上,准备去看下一个患者,不要害怕阻止她离开并提出一个棘手的问

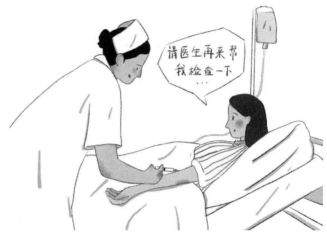

请医生再来帮我检查一下……

最配合、最安静的患者并不会得到一罐金子的奖励,所以只管提出你的要求。向医生提问要礼貌而又恭敬,同时不失坚定

题。这样的事我干过不止一次:打开检查室的门,穿着纸质袍子,半裸着身子,冲着走廊另一头的医生或者经过的护士大喊,问检查的医生们什么时候过来。我的姐姐和丈夫一天到晚都在给不同的医生发邮件咨询。要让别人听到你的声音!提问要礼貌而恭敬,但不失坚定。医疗专业人员都很了不起,但是除非你要求,否则他们不会做任何超出他们计划外的事。做那个会哭的孩子吧!

下面是可以让患者的生活稍微好过一点儿的其他提示：

· 在见每个医生之前，准备一张问题清单，并且做好准备对其逐个讨论。不要因为医生的时间紧张就感到慌乱。记得问问你的照顾者的意见，他们通常会注意到问题清单中被你忽略的方面。

· 制作一张表格来跟踪记录你的药物使用情况。这样做并不是因为你不信任你的家人和最亲密的朋友，认为他们不能很好地记录你要服用的众多药物，而是因为……实际上，你就不应该信任他们甚至你自己，谁都可能弄错那么长的药名和对应的剂量。在你的表格中列出药物名称和使用剂量，以及特别要求，例如"不要空腹服用"。对于术后药物，你必须记录你服用药品的时间和剂量。如果你不确定的话，找一个照顾者或朋友来帮你记录。在什么时间吃，吃多少量，这一点你可千万不能搞错。把表格打印出来，挂在冰箱上，在床头放一份，在去医院带的包里放一份。

· 找一家 24 小时营业的药店（如果可能的话，最好带有免下车的窗口服务），即使离你家有一段距离也没关系。你永远都不知道什么时候会需要什么药，或者需要朋友帮你买什么与医疗相关的东西。不幸中的小幸运：凌晨 1 点去药房总是很适合观察别人。

· 要轮换你的活动地点。你将会在房子或公寓里消磨很多时间，所以不要把时间全都耗在一个地方。一天到晚盯着同样的景物会让人觉得越来越无聊和沮丧，可以尝试一天在沙发上，一天在床上，一天坐在窗边的椅子上。新鲜的空气也很重要！确保一扇窗户可以打开换空气，哪怕只是一条窄缝也可以。

让朋友或家人帮助搜索那些也许有用的资源。做一个长长的清单，把你认为在熬过治疗期、进入恢复期可能会用到的所有东西都列进去,即使最终你会把它们中的大部分都划去也没关系。一开始,你完全不知道这场"公路之旅"会是什么样的,而医疗世界又只关注医疗相关的问题,因此你必须自己来挖掘这类资源。考虑一下外卖送餐等类似的服务——它们堪称雪中送炭(甚至可以说是救生索),很多外卖公司可以把饭菜送到你家门口。如果你要出远门接受治疗,有些非营利组织可以为患者及其家属协调安排免费乘坐私人飞机前往目的地(比如说天使联航组织,参见"资源"部分,获取更多信息)。

甚至还有非营利组织运营的面向患癌夫妇的修养所,你和你的伴侣可以去那里寻求帮助(参见"资源"部分)。所有这些资源都在那里,可以帮助你把患病的感受变得轻松一点儿,不过你必须找到并利用它们才能从中受益。我在"资源"部分尽我所能列出了很多资源,不过还有更多的资源等待你去探索和发现。

◎ 涂点儿口红:让我兴奋的小玩意 ◎

这个时候,你应该享受一些小玩意儿。化个妆来掩盖黑眼圈或者补上缺失的眉毛,尝试新口红或者新衬衣,买张能让你兴奋的新专辑。这些并不是奢侈品,但它们是能让你昂首挺胸、精神百倍地熬过这个艰难时期的必要物品。

小小的改头换面:很多化妆品柜台和美容用品店都提供免费的化妆。如果你需要找点东西让自己振作起来,可以过去花十几分钟化个妆。我总是告知化妆师我正在接受治疗,这样她就会使用比较温和的产品。我发现大家都很友好，非常愿意提供帮助。美国还有很多类似"化妆日"或者其他面向癌症患者的活动。在治疗期间看到镜子里的自己可能会让人感到不安，不过不知怎么地，涂点睫毛膏和口红，再加上别人的一点友善，这一天似乎就会变得好过一些。化妆品的力量可能会非常惊人：克劳蒂亚·波西亚是美国护肤品牌古尔维奇的总裁兼首席执行官，拥有彩妆品牌罗拉玛斯亚。她曾经亲眼见证她的姐姐在与卵巢癌抗争的过程中为自己的外貌而挣扎的样子。她送给姐姐一套罗拉玛斯亚的彩妆组合，后来她的姐姐每天都会化妆。这促使波西亚和联合创始人建立了一个基金，用于卵巢癌的研究和教育（参见"资源"部分，获取更多信息），而且罗拉玛斯亚的某些产品的销售利润会用于支持该基金。

面部护理：如果你觉得自己能吃得消，并且你的医生没有建议你不要做的话，可以去做个面部护理。我有一个朋友是美容师，她会用有机香草和面霜轻柔地揉搓我的脸，这种感觉更像是被抚慰和呵护，而不仅仅是清洁面部。一定要确保他们不使用果酸换肤、激光等手段，否则可能会干扰治疗。

手部护理和足部护理：如果你下定决心要在治疗期间保持手脚的美观，可以买一套美甲工具带去美甲沙龙，并且在使用后一定要彻底清洁。不过，不要使用丙烯酸美甲涂料，因为在治疗期间，不建议接触这类东西。化疗可能会影响你的手指甲、脚趾甲和甲床，其颜色和敏感性会有所变化，因此一定要轻柔地对待你的双手。如果你要洗碗（其实你不应该做这个！），要戴上橡胶手套，避免指甲受到病菌感染。参见第四章的"化疗的副作用"部分，获取更多信息。

一些让你振作的名言

当人们得知你生病的消息时,会给你送来很多"励志"书和名言。下面这些是我最不讨厌的(实际上会让我开心起来)名言。

永不放弃,永不放弃,永不放弃。

——温斯顿·丘吉尔

重要的不是在战斗的狗有多大,而是狗心中的斗志有多高。

——德怀特·戴维·艾森豪威尔

生命不息,希望不止。

——斯蒂芬·霍金

很显然今天没有什么不可能发生。

——马克·吐温

一旦选择了希望,就没有什么不可能。

——克里斯托弗·里夫

上帝让你从一种感受转到另一种感受,并且通过两个对立面来教会你,这样你才能有两只健全的翅膀,而不是一只来飞翔。

——鲁米

凡事总有之前和之后。我的建议是,轻装前行。只选择那些最能帮你度过艰难时刻的人和物。

——爱丽斯·霍夫曼

态度虽然是个小事情，却会带来大不同。

——温斯顿·丘吉尔

只有两种度过人生的方式：一种是认为奇迹不存在；一种是认为一切都是奇迹。

——艾尔伯特·爱因斯坦

有些日子，你的心里无歌可唱。仍然歌唱吧！

——埃默里·奥斯丁

如果你正遭遇地狱般的折磨与痛苦，不要放弃。

——温斯顿·丘吉尔

无论是否足够，我们在地球上都只有这一生可活。因此，结论很明显：如果我们不尽我们所能地活得充实、勇敢和漂亮的话，我们就是傻子。

——弗雷德里克·布赫特

没必要研究太远的未来。我们已经看得足够多，可以确定未来是精彩壮观的。我们只需要加快脚步，尽情赶路。

——威尔伯·莱特

对生活说"是"，同时也是在跟自己说"是"。

——达格·哈马舍尔德

生活总是让我们都遍体鳞伤，但是到后来，那些被伤害的地方会变得更坚强。

——欧内斯特·海明威

第九章

家 人

◎ 癌症时期的育儿——光着头给孩子准备午餐盒 ◎

做一名患者跟同时做一名患者和妈妈是完全不同的两件事。还记得那句老掉牙的话"妈妈不能请病假"吗？没想到吧？妈妈其实也会生病，而且整个家庭都会因此而发生变化。调整到一个新的角色，即使只是暂时的，也会令人沮丧，并且还要面对各种复杂的情况。所有这些加上你的病，再加上你的伴侣的情绪，还有孩子，就成了一个庞大的无法解决的数学难题。对于患上癌症会对我的生活带来的改变程度，我完全没有做好准备。躺在床上无法移动，听着楼上的声响——我能听到厨房的水龙头开开关关、橱柜的门开开关关，那是家人在做麦片粥，还有给孩子们打包零食和午饭，我觉得极其无助。而人们会说："你的任务就是让身体好起来，没有别的。"但是这个任务的感觉并不像是一份工作——感觉自己精疲力尽，像寄生虫一样依赖他人生活，这种感觉极其沮丧。所以我有时会听着楼上充满生活气息的声音,自己哭出来。

悲惨的是,被确诊癌症的父母并不少见。根据美国儿童与青少年精神病学会(AACAP)的统计,在美国,将近三百万儿童的父亲或母亲患有或者曾经患有癌症。美国癌症协会估计,2014年,孩子年龄不到18岁的父母中超过36.7万人被确诊患有浸润性癌。从另一个角度来说,根据AACAP的统计,2013年,美国每五个被确诊癌症的成年人中就有一人的孩子还不满18岁。这就意味着,有很多家庭面临着一方面要保持家庭生活正常进行,另一方面还要经历他们一生中最恐怖的体验。

让我刻骨铭心的是,那些最细微的养育孩子的事情——带孩子去理发、为孩子举办生日宴会或是给孩子报芭蕾舞班,最终却成了让我感觉最有距离感的事情。(而且我总是担心,这些事情如果我不去做,所有人都会忘记做。)在我的身体状况较好的时候,打理这些事情会让我感觉又回到了这个世界:孩子的作业单、上空手道课、为孩子班上的节日派对烤饼干。这些小事情组成了孩子童年的大部分生活。当我感觉身体状况不佳的时候,我会发挥创意:如果我太难受,不能给我女儿讲故事,我就跟她一起看美食节目,并且跟她讨论我们应该尝试做节目里的哪种菜,或者哪个参赛选手表现得最好;或者我会一边给他们梳头发,一边听他们讲今天有哪些经历。这些看起来无足轻重的事情和最琐碎的时刻将会形成片段的记忆,让你和孩子在最糟糕的日子里可以回忆与品味。

除了担心会离开我的孩子(比如说死亡),作为一个得了癌症的妈妈,对我来说最艰难的事情就是在治疗期间,如果我的孩子生病,我要避开与他们接触。就在你最想抱着他们、抚慰他们的时候,却不能这样做,因为生病的孩子可能会让你感染病毒。这会让你心碎不已，但是你必须远离他们。一定要把你生病的情况告诉孩子的学校和老师，这样如果学校出现流行病，他们可以提醒你。你肯定不想在癌症治疗期间被别人传染上红眼病或支气管炎。

你也不能带孩子去见儿科医生，即使只是给孩子做常规体验，因为你被感染疾病的风险太高。安排你的配偶或父母带孩子去见医生。一定要告诉儿科医生你得病的事情，让他们了解这个情况对孩子的医疗记录很重要（尤其是在你的癌症类型涉及遗传因素的情况下）。在接种疫苗方面，让他们了解你的病情也极其重要，比如，正在接受化疗的患者不能接触活病毒，这可能会影响孩子接种疫苗的时间安排。还有，如果因为供应短缺，流感疫苗不能面向所有人广泛提供的话，你（和你的家人）也许能够优先接种，因为你有免疫力低下的特殊情况。当孩子看完医生回到家里，一定要让他们彻底清洁双手，换下身上的衣服，并放进洗衣机。这可以减少细菌被带进你家的风险。

关于治疗期间养育孩子的最后一条实用建议：一定要确保有人帮你给孩子换尿布！在因化疗而导致恶心的时候，不建议你给孩子换尿布。如果你想参与其中（或者在紧急情况下需要换尿布），一定要戴上一次性橡胶手套以免接触到细菌。

与孩子的身体接触容易被忽视，尤其是很小的孩子。对于患有癌症的父母来说，无论你是在家进行化疗、放疗或手术后的恢复，还是治疗期间需要长期住院，跟你的孩子待在一起都可能会是一种挑战。如果你需要住院超过一周，跟你的医生谈谈，看是否可以让你的孩子来医院探视。

跟你的孩子谈谈你能做哪些事，而不是你不能做哪些事，也是一种策略。比如说：爸爸不能把你举得高高的，但是他还是可以挠你的痒痒；或者是，妈妈不能送你去学校，但是她还是可以给你读故事。

我曾经非常担心在做完双侧乳腺切除术、输卵管切除术和乳房再造术（甚至是更基本的输液港植入这样的手术）之后，不能和我的孩子拥抱或抱住他们。要是让孩子跟我一起睡，他们有可能会把什么东西拉出来，或者撞到我身上的手术部位！但是加利福尼亚州旧金山癌症治疗中心的一位员工慷慨地跟我分享了一条我永远都会珍惜的提示：孩子们可能也会紧张，尤其是看到你承受痛苦的时候，因此为了鼓励他们与你的身体接触，可以在一块舒适的地板上放六七个枕头，然后坐在中间。还要在你手术部位前面举一个枕头来遮盖。然后鼓励、诱导孩子们过来坐到你身边，紧紧依偎。如果他们变换位置或者跑得过快，你的身体能够得到枕头的保护，而且他们也能和你待在一起（你也能闻闻他们可爱的小脑袋，感受他们小身体的温暖）。

最终你们会进入一种全家都愉悦的状态——就是那个神奇的词语"新常态"，一切看起来更容易处理了，至少比最开始车轮脱落、一切失控的时候要好得多。

我关于癌症母亲的几点重要领悟：

• 当你第一次看到你的孩子伸手拉住保姆而不是你的时候，你会哭。

• "假装自己可以，直到真的可以"是支撑一名癌症家长坚持下去的动力。这个动力在 90% 的时间里都能起作用,比如说你拖着病体坐到餐桌旁,或者是看着孩子洗澡。但是不要因为剩下的 10% 的时间里你没有做到就苛责自己。

• 制订计划。如果我能从下午 4 点到 7 点跟孩子们坐在一起,我就把这当成是一场胜利。这个标准会根据我的治疗时间变化而调整,比如说有时候我会把陪孩子的时间调整到早上。有几周,我早上非常虚弱,晚上又精疲力尽,那么就顺其自然。一位幸存者朋友告诉我,她把陪孩子的时间安排在早上,她的目标是跟孩子一起起床,做早饭,给他们打包午饭,然后送他们去学校。然后下午和晚上,会有其他人为她提供支援。只需要选择一种适合你和你的家人的方式,日程安排会让大家都有一种规则感:做什么都可以,但是一定要在固定时间来做。

• 你会深切地意识到电影和电视节目中有那么多妈妈死亡。如果你要和孩子一起看电视、节目和电影,尽量提前了解情节和内容,以免被他们看到你在无声地流泪。

• 在治疗期间,你将会错过孩子的一些重要活动。这是无法改变的事实。如果你正在接受化疗,你就不能带他们去参加别人的生日派对(或者给他们举办生日派对),因为你的免疫力低下,生病的风险太高。你不能去任何众多孩子聚集的地方:游乐场、蹦床、游戏机房、迷你高尔夫球场等全都不能去。不过告诉你自己,以后别的活动、别的时间,你会陪着孩子一起去的。

• 听着其他人照顾你的孩子——无论是你的配偶、家人还是其他照顾者,可能会让你感到极其痛苦。和我聊过的很多幸存者妈妈都说了同一句话：你必须放手。你可以列出清单，并用言语讲述你如何做某事（或者过去如何做）（比如说，查理只吃配黄油的意大利面，但是珍娜喜欢吃配番茄酱的意大利面）。不过一旦其他人接手照顾孩子，你必须闭上眼睛，相信他们会做得跟你一样好。你必须保存精力，而当你在一个化疗周期后的恢复阶段或者照顾放疗造成的烫伤时，你最应该花费精力的事情并不是担心你的配偶是否给孩子们带了水杯。

• 好好利用身体状况好的时间。不要浪费精力来清理冰箱，利用这段时间来跟孩子一起做些特别的事情。当我充满活力或者从感觉糟糕的状态中"休假"的时候，我会带孩子去做他们最喜欢做的事：去冰淇淋店、乘坐渡船或者看场电影。那是我跟他们的特殊时光，是可以重新建立联系、了解他们的动态的机会。即使只是一两小时，我还是想给他们创造一些美好的记忆，希望能抵消他们脑海中我在病床上躺了好几个月的记忆。

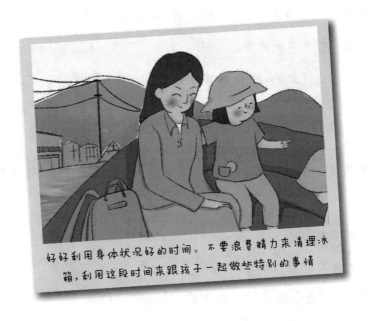

好好利用身体状况好的时间。不要浪费精力来清理冰箱，利用这段时间来跟孩子一起做些特别的事情

• 考虑带你的孩子去看心理医生（尤其是如果他们突然表现出或显示出反常的时候，比如说拉扯自己的头发、食欲大增或者睡眠发生变化）。他们也在经历精神创伤，"癌症"这个词存在很多焦虑情绪，有很多事情要探讨。就我自己来说，我完全不知道如何与我当时才5岁的女儿开启这个话题，而且我很害怕会说错话。我们经过别人引荐，带她去见了一位本地的儿童精神科医生。能够有一个没有直接关系的人引导这场谈话，对我们来说有非常大的帮助。孩子的年龄有很大关系，不同年龄的孩子当然会有不同的情感需求，因此在寻找心理医生时要记得这一点。青少年寻求的安慰和解答与7岁的孩子寻求的完全不一样。一般推荐对孩子进行个体化治疗（而不是互助小组），无论是跟诊所的社工、心理医生还是儿童精神科医生都可以。

• 尽量让孩子的生活保持常规。常规是一种慰藉，尤其是对较小的孩子来说。

• 很显然，癌症复发是所有人最大的担心，对于孩子来说，这种情况可能是难以面对的坏消息。如果真的发生了，一定要准备好如何告诉孩子，这样在孩子问起时，你可以隐晦地告诉他们（或者给一些暗示）。

◎ 跟孩子谈论癌症 ◎

这是整个癌症经历中最艰难的时刻之一：我们要跟当时才5岁的女儿说些什么呢？我们的儿子太小，还无法理解这些问题。一想到这个问题，我就完全陷入崩溃状态，而且害怕会说错话。以下是我从书籍、心理医生和我们见到的儿童精神科医生那里了解到的一些基本信息。虽然你可能需要根据孩子的年龄来调整使用的措辞，但是基本信息都是一样的。而且要做好自我准备：虽然听起来很疯狂，但是你需要为这场谈话整理好自己的思绪。父母满脸泪水的场景对孩子来说并没有什么安慰作用。

- 不要做出任何承诺，尤其是在你刚刚被确诊的时候。向孩子保证妈妈或爸爸不会死或者永远都不会生病对他们并没有什么帮助，只会让他们感到迷惑，并且会让他们在情况变化时更加不安。

- 小孩子的耳朵很灵。也就是说，当你以为他们听不到的时候，也要注意你说出的话。

- 告诉他们你得了癌症。用真正的这个词来说。不要说"病"、"小伤口"或者"身体不舒服"。孩子会按照字面意思来理解，他们需要了解你得的病跟他们得的肠胃炎是不一样的。而且他们不会理解为什么你不能像他们割伤手指时一样很快就好起来。

- 一定要告诉他们，他们不会"染上"癌症，这种病不会传染。

- 理解他们的情绪，并鼓励他们把自己的情绪说出来。有些孩子会愤怒，你可以这样说来引导他们的怒气："我也很生气！我非常生气自己得了癌症，它让我不能去看你练习足球、上舞蹈课、钢琴演奏了。"或者是"我知道我们不得不取消去海边的旅行让你很生气。我很高兴你跟我说出了这一点。不过我一好起来，我们就可以再想一个别的旅行计划。"

- 预料到他们的情绪会变化。在你治疗的一个阶段，你的孩子可能会有一种反应，当你进入另一个治疗阶段时，他们可能会有另外一种反应。做好心理准备。

• 告诉他们，这不是他们的错。有些孩子，尤其是年龄较小的孩子，可能会以为是他们做的什么事导致了你的病，或者导致你不在他们身边（如果你需要长时间住院或者出远门去接受治疗的话）。一定要清楚地告诉他们，你得癌症跟他们做的事完全没有关系。

• 准备好回答他们的问题。孩子们会想到你完全无法想象的事情。我永远都不会忘记有一天，我的女儿问我："你的咪咪什么时候会长回来？"我记得我当时太过震惊，赶紧把车停到了路边！不过记住，孩子们参与进来，有好奇心，并且可以很自在地问你问题，要比他们完全封闭在自己的世界里好多了。

可以帮助向孩子解释"妈妈或爸爸得了癌症"这个问题的一些童书

《翅膀上的蝴蝶亲吻和希望——当你爱的人得了癌症》(*Butterfly Kisses and Wishes on Wings—When Someone You Love Has Cancer*, by Ellen McVicker）

一本充满希望、富有帮助的童书。这本插画精美的获奖图书通过一个孩子的口吻，展示了孩子们可以如何跟经受癌症折磨（癌症类型不详）的妈妈相处。还有西班牙语版本。

《释放我的色彩》(*Let My Colors Out*, by Courtney Filigenzi）

一本图画书，很适合给父母接受治疗的小孩子阅读。内容是一个小男孩通过用色彩表达他的情绪的方式来应对他的妈妈生病的事情。这是一本少见的以小男孩为主要人物的童书。

《妈妈和圆点小伤口》(*Mom and the Polka-Dot Boo-Boo*, by Eileen Sutherland）

这是一个乳腺癌幸存者妈妈创作的故事,向小孩子解释了乳腺癌。插画由作者的女儿创作。

《妈妈得了癌症!》(*Mom Has Cancer!* by Jennifer Moore-Mallinos)

这本书以学龄前儿童和年龄较小的儿童为对象,鼓励孩子表达他们对一位正在接受治疗的妈妈的感情。

《我的父母得了癌症,这种感觉很糟糕》(*My Parent Has Cancer and It Really Sucks*, by Maya Silver、Marc Silver)

这本书由一位乳腺癌患者的丈夫和女儿创作,是第一本专门面向父母正在接受癌症治疗的青少年的书。这本书融合了来自孩子和医疗专业人士的建议,还有一个章节是给父母读的,用来帮助他们与处于青少年时期的孩子讨论癌症问题。

《头发哪里都没有》(*Nowhere Hair*, by Sue Glader)

这本图画书旨在向8岁以下的孩子解释癌症,讲述了一个小女孩的故事,她知道妈妈的头发不见了,但是想找出头发不见了的原因。

《我们的妈妈得了癌症》(*Our Mom Has Cancer*, by Abigail Ackermann、Adrienne Ackermann)

这是两个孩子的作品,讲述了他们的妈妈接受乳腺癌治疗的一年中发生的故事。适合学龄前到三年级的孩子阅读。

《我们的妈妈越来越好》《我们的爸爸越来越好》(*Our Mom Is Getting Better* and *Our Dad Is Getting Better*, by Alex Silver、Emily Silver、Anna Rose Silver)

这两本书是一家中的三个孩子写的,描述了他们的妈妈接受乳腺癌治疗和康复的故事,还有他们的爸爸接受癌症治疗和康复的故事。两本书都适合4～9岁的孩子阅读,尤其适合父母经过癌症治疗后活下来的孩子。

《布里奇特的妈妈怎么了？ 小小医生讲解乳腺癌》(*What's Up with Bridget's Mom? Medikidz Explain Breast Cancer*, by Kim Chilman-Blair)

　　一本面向12岁以上孩子的漫画，通过一群超级英雄的形象来解释乳腺癌。该书是"小小医生"系列丛书中的一本，其他话题包括解释白血病、脑瘤、大肠癌、骨肉瘤、黑色素瘤、前列腺癌和肺癌。本书还有西班牙语版本。

《当你认识的人得了癌症：一本适合全家人的活动手册》(*When Someone You Know Has Cancer: An Activity Booklet for Families*)

　　美国公共电视台儿童频道、波士顿公共电视台、儿童书作家和插画家马克·布朗和坚强活着抗癌基金会(Livestrong Foundation)共同创作了这本在线手册，帮助孩子们在家里谈论癌症的问题。该手册利用马克·布朗的书籍作品和电视中有名的角色亚瑟，向3～10岁的孩子解释了父母和祖父母得癌症的问题。你可以直接通过以下网站链接打印该手册。这本手册还有西班牙语版本。下载网址：http://www-tc.pbskids.org/arthur/health/pdf/arthur_cancer_ engiish.pdf

《你就是最好的药》(*You Are the Best Medicine*, by Julie Aigner Clark)

　　面向2～6岁儿童的图画书，作者是一位癌症幸存者，癌症类型不详。该书展示了孩子们如何在父母生病时依然保持自己原来的样子。作者是一位妈妈，书中的主要人物是她的女儿。做好心理准备，看的时候你会哭出来。

◎ "你去扔垃圾"：癌症与婚姻 ◎

　　人们说，癌症会改变一切。但是对我来说，最大的惊喜就是它几乎没有改变我跟丈夫的关系。当然会有一段危机时期,你们会握紧彼此的双手,一想到"直到死亡将我们分开"这句结婚时的誓言竟然会成真,就觉得受不了。那种痛苦几乎无法用言语来形容。不过接下来,也许是出于必要,你们继续过着熟悉的生活:周二是扔垃圾的日子,漏水的水龙头需要修理,需要预约视力检查和牙医。我们会挤出几个晚上单独约会,去看电影或者共进晚餐,这帮助我们短暂地假装一切都没有变。婚姻生活继续向前,从平凡到神奇,再回归平常。

希望你的伴侣能在见医生时握着你的手,或者在时机恰当的时候逗你大笑,或者在你需要有人陪的时候安静地坐在你身边。不过他们也许不会这样做,那也是正常的。他们可能想去散个步,骑会儿自行车,或者只是开车逛逛,拥有一点儿属于自己的时间。很少有人会谈到的一点是:即使得了癌症,你依然会唠叨你的伴侣记得扔垃圾。依然会有普通婚姻生活中的那些时刻,几个星期,甚至是几个月。癌症并不意味着一切都会带上玫瑰色的光辉,每个转弯都会遇到甜蜜的笑容。癌症诊断结果只会给原本就复杂的婚姻添加另一种要素。

确保你的伴侣有休息的时间很重要。他的生活也发生了天翻地覆的变化。而且他可能是你们两个中有医疗保险的那一个,因此他必须每天去上班,保证保险和收入不会断掉。如果你在得病之前是挣钱养家的那个人,那么压力毫无疑问会更大。而且这种情况需要进行财务规划,参见"资源"部分,获取财务规划的建议。当你感觉不爽时,最好把你的感受都说出来,这可不是任由怨恨累积的时机。跟心理医生或婚姻顾问谈一谈,哪怕只是一两次,也能帮上大忙。如果你的伴侣的家人能来你家的话,就能给他提供一些慰藉。你的伴侣也同样身在"癌症王国",虽然跟你不在一个层级,但也需要求助于别人。让他释放情绪甚至哭出来——在你面前、单独一人或者在他们信任的人面前都可以,这一点很重要。他需要那个空间,尤其是当你面临长期治疗的时候。值得注意的是:如果你的公婆或岳父母会给你造成更多压力的话,要制订相应的计划,这样你的伴侣就可以单独跟他们的家人相处。

在我的癌症治疗"公路之旅"最开始的三个月里,我感受到最多的情绪就是生气。这是我完全没有预料到的。怒气来自很多地方:也许是生气在我不在场的时候,生活会继续;也许是生气我的丈夫

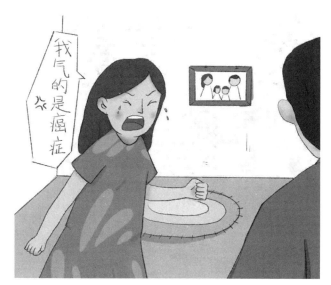

在癌症确诊后的最初三个月里,我感受到最多的情绪就是生气。要告诉你的家人,你是在生癌症的气,不是在生他们的气

没有理解我的情绪和我正在经历的折磨;也许是生气这场病让我的人生不只是暂停,而是会中断。如果能提前了解到可能会有一定程度的怒气的话,也许会对我有所帮助。非常重要并且迫切的一点是,你告诉你的伴侣,你是在生癌症的气,不是在生他们的气,也不是生他们把鸡蛋炒得太老的气。

你的伴侣可能也不想谈论你的诊断结果以及与之相关的一切,可能会出现超出你预期的沉默。人们不会在同一时刻都准备好谈论同一件事。最开始,我实在难以开口跟我的丈夫谈我的各种担忧,所以我给他写了一封信。用你适合的方式去做,但是一定要把话表达出来。对我来说,把想说的话写下来很重要,而且即使我们不一定要在那个时候面对那些没说出口的事情,我知道至少我已经说出了我想说的话。如果你忽视明显的问题,不面对某些现实,这样只会增加双方对你的病情的沮丧、失望和怒气。

在我结束最艰难的治疗后,我的丈夫和我离开家,在离家开车10分钟处的酒店住了一晚,我们确确实实离开了家25小时。不在孩子身边,这在情感上对我来说很艰难,但是我们夫妻之间需要时间来重新建立联系。实际上,不管有没有孩子,在你密集接受治疗的阶段,你和伴侣之间的关系已经被搁置一旁了。在外人看来,我们像是正常的夫妻一样,但是我已经不一样了:植入乳房扩张器、失去乳头、失去乳腺、停经、精疲力尽——不管有没有做手术,你都跟以前不一样了,跟伴侣探讨这一点很重要。再加上一点,我不再有性冲动,因此谈论任何跟性有关的话题都会让我非常不舒服,感觉很难堪,即使是跟我的丈夫也是如此。这次单独相处的机会被证明是一次绝妙的逃离,当然我也付出了从来没有预料到的努力和极大的情感投入。

性生活减少或完全消失也是癌症的一个现实影响。这种情况可能会持续几周,几个月,甚至是几年,可能会极大地影响夫妻关系。生理和心理的变化会让性的优先级变得较低,对某些患者来说甚至变得完全不可能。如果无法进行性生活的话,可以试试依偎在一起或者拥抱。要尝试保留某些亲密形式,哪怕只是握住彼此的手。失去了乳房,我觉得自己不太像个女人,而且在我的丈夫面前还会有一定程度的羞耻感,因为他见证了我经历的一些难以想象的时刻。在看到我臃肿、呕吐、胸部插过导管之后,他怎么可能还会亲密地看着我?在做完双侧乳腺切除术后,我几乎都不敢照镜子,更不要说在卧室里光着身子了。男性患者可能会因为治疗或失去身体某个部位,导致缺乏性冲动或生理上无法进行性行为,这会让他们感到不适。如果你被诊断得了舌癌,你的唾液腺和舌头本身可能会受影响,让接吻变得很困难。把这些情况看作挫折而不是障碍,也许会有帮助。现在,曾经让我颤抖和脆弱的那些伤疤和感觉已经变成遥远的记忆,多次的谈话和自我肯定训练(再加上几件可爱的睡衣)帮助我再次把自己看成是一个女人。

还有,要记住,你的伴侣可能跟你一样紧张。他们也许不知道怎么做才让你感觉很好,或者他们也许害怕会伤害到你,这并不是单行道,而是双车道,你们两个应该深入交流一下。如果你无法提出这个话题,可以考虑跟性治疗师、顾问谈谈,或者参加医院或医疗中心的性健康项目。有第三方的加入可能会更容易谈论和解决这个问题。更多关于癌症后的性方面的信息,参见第十二章。

◎ 重要谈话:遗嘱和预先医疗指示 ◎

一些法律文件也是癌症诊断结果的一部分。虽然遗嘱听起来很吓人,有点超现实,但是一旦你收到癌症诊断,准备好遗嘱非常重要。处理好这些细节并不会让人以为你是个消极的患者（或人），而是会显得你很聪明。如果你是某人的照顾者，或者你是一个（或多个）孩子的家长或监护人，遗嘱尤其重要。孩子的监护权可能会成为诉讼官司，通过在合法遗嘱中指定一名（或多名）监护人，你的愿望被法庭忽视的概率就会降低。在美国，一般在父母没有指定监护人的情况下，孩子会受州政府监管。跟律师谈谈你所在的州的具体法律。处理好这些细节会让你可以把精力集中在最重要的事情上——接受治疗和做你喜欢做的事情。面对这些现实尤其是书面文件很艰难，但是也很必要。

起草一份基本的遗嘱就像使用网络程序一样简单，或者也可以请律师朋友帮你代劳。如果你的财务状况或家庭情况比较复杂，要向擅长这个领域的律师寻求帮助。遗嘱必须经过公证，这个过程非常简单。如果你已婚，一般建议你和伴侣一起撰写这份遗嘱，或者至少在公证前给他／她看一看。确保要有一位指定受益人。如果你和伴侣没有法定的婚姻关系，你们需要咨询律师，以确保你们可以享有所有的法定保障。

预先医疗指示（AMD）也被称为生前意愿，会确定在你无法进行医疗决策时替你进行决策的人选，包括是否签署放弃抢救同意书（DNR）等问题。虽然这是可选的表格，在治疗前并没有法律要求必须填写，还是强烈建议在进行任何"操作"（Procedure）之前，把它加进你在该医疗中心的医疗记录中。"操作"的定义在不同的医疗机构有所不同，因此一定要找你的医生问清楚。放弃抢救同意书需要你签字，并进行公正或者有两名成年见证人的签字才能生效。花时间按照你的条件来准备该文件非常重要，你肯定不想在有时间压力的时候（比如说手术前一天晚上）来做这种决定。在你撤销之前，它会一直都有效。

医疗授权书（HCP）是一种预先医疗指示。在医疗授权书中，你作为患者，要指定一人作为你的医疗护理"代理人"。该代理人应年满 18 岁，而且不能是你的主治医师。目的是给你权力来挑选某个人在你丧失行动能力的时候替你说话。医生必须把该代理人的愿望当作你自己的愿望去遵从。

另外一个可能会带来重大后果的小细节是写下或告诉别人你的电脑密码。如果你的伴侣或家人的工作电脑设有密码，在他们将要延长请假时间的时候，他们也需要把密码告诉他们的上级或同事。还有，家里的电脑或银行账户的密码也需要写下来，或者告诉指定人员。尤其是如果你的癌症类型可能会影响你的认知或沟通能力，例如脑瘤，你会希望所有这些细节都能被顾及和处理。

◎ 我们是一家人：家庭关系和癌症 ◎

就像癌症不一定会改变你的婚姻关系一样，它可能也不会改变家庭关系。要找到适合全家的相处节奏，需要做一些准备工作，尤其是你处在一个大家庭，或者在治疗期间需要跟亲戚住在一起的时候。否则可能会出现全家人都精疲力尽的情况。最好事先了解这一点，以免问题出现的时候措手不及。我当时完全不知道如何才能在应对癌症的同时与家庭成员保持密切关系。作为一个成年人，依赖家庭会有一些困难，但是以下几点建议可以参考。

家庭关系基于这样的理念:家庭每一部分都是作为整体的一部分在运转。社会学家称之为家庭系统理论,认为家庭中各个组成部分的发展有助于整个家庭系统的发展。这在你们决定谁来做晚饭、谁负责洗衣服的时候很有帮助,不过这也会固化每个家庭成员的职责和角色。如果在治疗期间,你要搬回去跟家人一起住,或者家人要过来跟你一起生活,要记住这一点。你不需要自动恢复到青少年时期的生活状态。试着调整你的方式。把你的兄弟姐妹当作朋友,而不是你童年时期一起生活的兄弟姐妹。

成为一家人并不意味着你要放弃自己的需求和渴望,也不代表"家庭责任"和规则可以替代其他一切规则。你是患者,你需要让别人听到你的想法。另一方面,尽管你是患者,你依然还是你。你可能是姐姐、弟弟、母亲、父亲、阿姨、叔叔或表亲,不要让癌症夺走你表达想法的能力。患者很容易陷入被我称为"患者异类"的状态,旁观整个世界在没有你的情况下运转。你需要尽可能多地参与其中。

第十章

登机牌：带着癌症去旅行

曾经有 6 个月的时间，我需要经常从北加州的家赶到位于南加州的希望之城医疗中心，去参与一项临床药物试验。无论你是被迫为了治疗而旅行，还是在治疗期间想要计划一次度假，本章内容都很适合你。

为了治疗而旅行（而不是治疗期间出门度假）会有一系列挑战，再说明一下，我对这些挑战完全没有准备。在这 6 个月期间，每次抽血、扫描检查和输液都必须在希望之城医疗中心进行，而该中心距离我家有 600 多千米。临床药物试验要遵循严格的实验计划，因此后来我在临床试验护士的协调下，得到了类似于日程安排的计划。能得到日程安排让我心里得到了宽慰（不过因为是关于癌症治疗，这份日程安排也处于持续不断的变化之中）。

取决于预约的时间，我经常在预约当天一大早坐飞机赶过去，或者头一天晚上就飞过去。一到机场，我就会到特殊服务柜台办理登记手续，并要求提供轮椅。我坐在轮椅上被人推着穿过机场（稍后再详细说明），并提前登上飞机。飞机落地后，我要么走路，要么坐在轮椅上被人送到汽车租赁代理处。陪我去化疗的人——一般是我的姐姐，会尝试说服租赁处租给我们一辆有趣的车（比如说红色跑车，而不是米色的四门轿车。人生苦短，为何不多尝试呢？），然后根据预约的类型，我们会直奔酒店或医院。我们总是入住同一家酒店。如果我的预约是在第二天，那么我们要么瘫倒在房间，订餐上门，要么就出去买点吃的。如果时间还早，我们会换上睡袍，看看无聊的电视节目，或者看书，或者我会写点儿东西。这种例行程序对我的重要意义我怎么说都不够。酒店前台已经认识我们，而且我总是会尝试请求入住同一个房间，通常成功率也较高。不要不好意思要求入住同一个房间或同一个楼层，如果这样会让你感觉舒服的话，你就少了一件需要担心的事情。就是这么一点点熟悉的东西——熟悉的酒店、在房间左边的床上睡觉——让这些旅行变得更容易忍受。连锁酒店通常会为患者提供折扣，一般是直接优惠或者通过医院来提供，所以一定要问一问。很明显，我能够加入这个临床试验真是幸运至极，不过每周都要离开孩子让我非常伤心。因此，这种例行程序帮助我减轻了痛苦。

到了预约当天，我们会早早起床。如果允许进食的话，我们会去我最喜欢的一家餐厅吃早饭，或者打包中午吃的食物和甜点，带去医院。到了第二个月，那家餐厅的员工已经认识我们，还会对我们挥手打招呼，或者问我感觉怎么样，这样让我感觉有更多的人在支持我。这些小小的习惯让我感到了慰藉。化疗旅行开始感觉像因公出差，你可能不想去，但那是你的工作，你别无他选，只能全力以赴，并且试着享受这个过程。

我们开车到达医院，停好车，并确保我们带了那个装着在候诊室打发时间用的杂志、食物和水的袋子。在两位不同的接待人员那里报完到、抽完血之后,我们被告知预计需要等待的时间。如果医生或医院的时间安排比计划晚三四小时,我们会转身出门,找到最近的电影院,享受充足的冷气,等到了检查或输液的时间再回去。

很幸运也很惊奇的是,我们有能力支付大部分的机票钱,不过我们的朋友和家人也慷慨地为我们提供了一些航空里程积分。如果你是某个旅行相关项目的会员,或者有航空里程的积分,现在就是使用它们的时候。我当时买的都是商业航空公司的航班,因为不知道还有癌症患者可以用的旅行资源。参见"资源"部分,了解更多为癌症患者提供的旅行支持信息。

以下这些是让我在前往治疗地和治疗期间的旅行中不至于抓狂的原因:

• 旅行同伴。无论每次都能陪你去接受化疗的是一位朋友,还是一群可以轮流陪你去的家人,在名单上列出他们的名字。如果你病得很严重,是不可以单独旅行的。在我感觉身体状况比较好的时候,我单独旅行过几次,不过我总是会找人在出发地或目的地接我。在挑选旅行同伴时,要记住,这个人需要能够应对压力、无聊以及突发状况,比如你突然呕吐。希望这个人还能很有趣,他同时还必须能够忍受计划临时变更和几小时的等待。最重要的一点是,这个人还要在见医生时记录详细情况。不要挑选那种会让时间变得更难熬,或者会增加你的担心或焦虑的人。这些规则可能会将一些家人和朋友排除在外,这很正常,不用纠结。

• 即使你预计一天就能结束,也要打包两天的行李。很多环节都可能会出问题,相信我,多准备一套内衣裤、牙刷和干净的T恤会更好。尽管如此,假如你在最后一刻需要一些必需物品,一般可以在医院附近找到大型超市或者商店。我在一家连锁超市买过很多临时救急的装备,因为看诊时间比预计的更长,我们错过了航班;或者是我的血细胞计数过低,我必须在医院住一晚观察。

• 一定要租带全球定位系统的车。你肯定不想开着开着就迷路,承受可能看诊会迟到的心理压力。在医疗界里有一个有趣的事实:医生可以让你一直等待,但是却不允许你迟到。

• 要经常洗手,并随身带着洗手液。旅行是一件与细菌病毒接触频率很高的事。

• 一般不允许带14岁以下的孩子跟你一起去医疗中心。要查看你所在的医疗中心的规定,并且在制订任何计划之前一定要核实相关规定。因为孩子们会接触到很多细菌,一般不允许他们接近免疫系统低下的患者。本来我也不想让我的孩子跟我一起去,因为我知道他们会觉得很无聊,而我会觉得很糟糕。不过在化疗旅行快结束的时候,我的确尝试过在我身体状况好的时候,计划了几次小小的家庭旅行。因此根据你的治疗进展,这可能也是一种选择。比如说,在去洛杉矶的化疗旅行中加入一次迪斯尼乐园之旅,或者在去宾夕法尼亚州的赫尔歇医疗中心接受治疗的时候带孩子去好时主题公园,这样全家都会很开心。

• 在迪斯尼等游乐园或主题公园询问是否有无障碍通道。如果你需要特别的协助或通道,不要觉得不好意思,可以在售票处和客户服务窗口问一问。如果你能感觉舒适,并且能够享受乐趣的话,全家人在这次旅行中都能享受更多乐趣。

• 在航空旅行中，利用你能得到的一切帮助。对于体力不足的乘客，航空公司可以提供轮椅、提前登机，以及其他选择。不要不好意思开口询问。比如，当你登上飞机后，你可以询问空乘人员，在飞机落地后是否能为你安排轮椅。如果你在机场带着随身行李，上飞机却需要走楼梯，可以选择去后面的电梯。不要仅仅因为不想麻烦别人就走楼梯。我试过一次走楼梯，累得差点儿晕过去。这样不值得。你只需要说明你的状况，获得必要的帮助。

• 从家里打包带上一些能够抚慰你的东西。我总是带着我女儿画的一幅画，或者是她塞进我包里的小毛绒玩具、钥匙扣，还有我的两个孩子的照片。不管能抚慰你的是什么，把它放进包里带着。

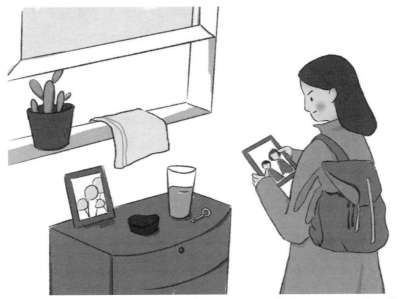

去医院或者旅行之前，从家里打包带上一些能够抚慰你的东西。我总是带着我女儿画的一幅画，还有我的两个孩子的照片

• 制作一张音乐播放单。我做了一张"痛扁癌症"的音乐单,我和姐姐会在开车去医院的路上开大音量播放,它就像电影《洛奇》的主题曲一样,会让我进入某种情绪状态。不管你喜欢的音乐类型是赞美诗、冥想音乐还是爵士、重金属,喜欢的歌手是碧昂斯还是泰勒·斯威夫特,都可以把它们加进你的移动设备,插上电源,戴上耳机开始听。

• 对意料之外的事情要有所预期。多带一本杂志、一块电池,或者是你需要的任何东西,以防万一飞机晚点,或者看诊时间延迟,或者两种情况都发生。

• 大部分大型医疗中心都有患者室或家庭室,里面备有书、沙发、桌子,最重要的还有电脑和打印机。它就像是一间图书室,是在医院这个到处嘟嘟响、紧张忙乱的地方的一处安静的空间。我们每次去希望之城时都会使用这个房间,打印看诊笔记、登机牌,给家人朋友发送新信息。一般那里还会有一位在那里工作的志愿者,可以解答疑问。

◎ 计划一次出游:逃离癌症一整天 ◎

如果你在治疗期间打算去度假,可以考虑购买旅行保险,以防万一你需要在最后一刻取消行程。你永远都不知道你的血细胞计数会不会过低,或者你是否会对某种药物起反应,或者开始发烧,导致你必须待在家里。事情规划在前总比事后后悔好。虽然凭借医生或医院出具的你无法出门旅行的证明,很多航空公司、邮轮公司和酒店都可以抵免或退款,但是购买旅游保险可以算是额外保障。

如果你独自旅行或者出国旅行，比较明智的做法是制作一份文件，详细列出你的身体状况、最近接受的治疗、服用的药物、过敏反应、对某些药物的不良反应，以及紧急联系人（包括亲人和医生）。随身带两份这样的文件。如果你要去一个你不会当地语言的地方旅行，你也许要考虑把你的医疗信息翻译成当地语言，以防万一出现紧急情况。还有，把所有的处方药放在你的随身行李中，并带上你的处方复印件。如果你必须带上针筒和注射药物，也须带上医生的处方，以防万一你在机场被工作人员拦截。我曾经被机场安保人员拦截，只因为我戴着压缩袖子。

如果你感觉体力有限，但是又想出去玩，可以挑选一个你能够享受当下，但是又不会被迫超出体力极限的旅行日程安排。比如，与其步行游览某个城市，不如坐火车、旅游大巴或有轨电车去一个你能够坐着看风景的地方。

要看清现实。如果你正在承受痛苦、接受治疗，那么现在可能并不是去摩洛哥游玩或者去秘鲁爬马丘比丘山的最佳时机。就算你身体健康，旅行也是很耗费体力的，时差、打包行李、回家后拆开行李也会极大地消耗体力。我理解你在不确定自己还能不能活到下个月或者下一年的时候，想要逃离，去看看新的东西，尝试新的口味的那种渴望。但是如果你在内心深处知道你的身体不能胜任这次旅行，就不要让你（或你的家人）承受一次可能会变成灾难经历的旅行。

无论你旅行是为了接受治疗，还是为了休息和放松，要记住有几点需要考虑的方面。

海拔高度：如果你的旅行计划中有海拔高度变化的地区，不管是开车上山还是坐飞机,都要告诉你的医生。海拔高度的变化可能在氧气方面会对癌症患者造成重大影响。提前联系航空公司,确认你是否需要随身带着氧气。海拔高度的变化可能还会引发淋巴水肿,因此你的医生可能会推荐你使用压缩衣。这些衣服在专门的药店和医疗用品店可以买到。它们必须针对个人来进行匹配,这个过程需要时间,因此要制订相应的计划。保险一般可以报销压缩衣的费用。不过长时间坐飞机也会增加形成血凝块(血栓)的风险,正在接受化疗或最近做过手术的患者形成血凝块的风险更高。如果你要坐 3 小时以上的飞机,每小时站起来活动一下,促进全身的血液循环。我会随身带着肿瘤科医生出具的证明,上面介绍了我的病情状况,可以出示给那些不愿意让我在走道漫步的空乘人员看。

在飞机上要喝瓶装水,不要加冰块,以最大程度降低病菌感染的风险。

无论你是坐轿车、汽车、火车还是飞机,晕动病可能都是个问题。最好提前准备呕吐袋,而不是临时匆忙找袋子。普通的塑料袋(最好是有颜色的,不是透明的)很容易携带,如果你想要"正式的"袋子的话,还有专门用于晕动病的袋子品牌,在大部分药店都能买到。

◎ 动起来:治疗期间的运动 ◎

"继续运动"是我被确诊后人们对我说过的最重要的话。我把它记在了心里,不过这并不意味着我打算在治疗期间要进行什么正式的运动。拉伸双腿是任何"公路之旅"中都需要做的。

　　运动是治疗期间避免副作用的重要方式。选择一种安全的活动，并且还要确保这种活动不会接触病菌是很有必要的。比如，瑜伽也许可以帮助你拉伸身体，但是最好带上自己的瑜伽垫来避免接触病菌。你也许撑不了一整场高尔夫球，但是你也许能够在小型高尔夫球场打几个球。如果无法承受马拉松训练的话，你也许可以在附近的公园慢跑一会儿。就算不能骑山地自行车，你依然可以骑着自行车在公园或你家附近绕几圈。不要太固执地认为你做不到之前能做的运动，就要回避一切活动。希望这只是你的例行程序中暂时出现的倒退。在你开始进行任何剧烈的运动项目之前，要跟医生确认清楚，他们可能会为你安排一个特定的运动计划，或者给出其他建议。你也许需要根据你的恢复需求来适应一种运动类型，不过最重要的还是找到你能坚持下去的运动。关于运动的更多信息，参见第十二章的"复发"部分。

第十一章

癌症:谈论的话题

　　作为一名患者,我觉得最好笑、最不真实的一刻就是一位年长的亲戚把我的癌症称为"麻烦"。这变成了我家的一个笑话,即使是现在,在我去看诊之前,我还会告诉我的姐姐,我要出发"去找医生谈我的麻烦了"。因为这个说法太可笑了,你不由得会大笑出声。我非常感激我是在这个时代生病的,现在癌症患者不会被当作贱民,或者被锁在医院后面的病房,卵巢癌也不会被称为"女性癌症",乳腺癌不会被称为"女人的病"。现在癌症治疗中更多地考虑到了人性,也有了更多的关怀意识。但是所有这些开放性和"开放式对话"的负面效果就是人们可能对你过于直言。有些时候,你可能会渴望回到过去那个大部分人都对癌症讳莫如深的时代。

　　做好心理准备,你会遇到一些说错话、无比尴尬的时刻。我真希望我能预先知道会有这种窘境,这样我就能建立心理屏障来防范人们对我说的那些极其不恰当的话语。

◎ 对癌症患者分享信息的限度，以及不要说哪些话 ◎

作为一名患者，你会对其他人说的话和做出的举动更敏感。分享在理论上来说是好的，因为它会建立起彼此之间的联系，是一种信任的形式，但是有时候家人和朋友会过度分享信息。比如，如果你查询到患者得的癌症的存活率，应该把这些信息放在心里。如果你认识的人死于类似的疾病，也不要分享这个消息。患者通常要应对来自医疗界和深爱的人两方面的过量信息，再给他们提供上述信息并没有什么帮助。

作为癌症患者，一些人纯粹的善意和一些人完全缺乏善意的行为都让我印象深刻。有时候完全陌生的人会以意想不到的方式向我伸出援手，或者为我提供安慰，但是我永远也不会忘记那些盯着我看、回避我的视线或者不愿意靠近我的人。这些感受是很难妥协或忍受的。如果你要去看望得了癌症的朋友，要先花时间在生理和心理上做好准备。癌症患者的外表、气味和行为可能都跟以前不一样了，最好不要从你的眼神或行为中表露出这一点。我们这些患者总是会感觉自己的身体里是另外一个人，我们并不需要别人再来提醒我们已经不像自己了。

◎ 照顾者指南：如何跟患者交谈 ◎

- 避免评判。最好尽一切可能避免提到"不应该"这个词。

- 不要问"你好吗？"除非你真的想听到真实的回答。换个措辞很有用："你感觉怎么样？"这句话更真实，通常也更容易回答。

- 要有耐心。在一旁看着患者沉默和哭泣会令人沮丧，但是这就是常态。试着去理解，这些情绪会来来去去，变化不定。

对癌症患者来说最无意义的话语

这些是我在不同的治疗阶段和治疗结束后，别人当面对我说过的话。你可以看，但是不要说出来！

◎"想想你省了多少买菜的钱！"（指的是家人、朋友和邻居送到家里的爱心饭菜）

◎"这是新常态。"

◎"好吧，至少最后你能做个隆胸手术呢。"

◎"反正你也不想再要孩子了。"

◎"你要担心的不是麻醉，而是手术。"

◎"哦，我知道这个那个……我在网上查了你这种癌症。"

◎"我的朋友／姐姐／表妹／女朋友／老婆也被确诊得了癌症，现在她过得好好的！这都很难说的！"

◎"肯定没有他们想的那么糟糕。"

◎"至少你没得 XX 癌症。"

◎"他们一年做几千次这种手术。"

◎"你感觉怎么样？"（一般他们说的时候会皱着眉头、瞪大眼睛）

◎"看来你结束了！"（结束治疗的意思。还没有，不过谢谢您了）

◎"不过你看起来不像生病了。"

◎"我知道的太多了。"（出自一位在乳腺癌药物研发行业工作的朋友之口）

◎"你刚度假回来吗？"（这句话出自一位有一段时间没见的朋友，指的是我因为放疗而变黑的肤色）

◎"你看起来非常棒！"

◎"哎呀，现在都结束了，你可以把一切都忘了！"

• 要对患者诚实——在一定程度上如此。如果患者怀有极大的错觉，你可能会想要纠正他们。但是如果患者在谈论哪天要重新装饰客厅，或者去大溪地旅行，就让他们心怀梦想吧！一点天马行空的想法是可以被允许的。

• 没有什么唯一正确的话题！不要感觉有压力，一定要想出什么话题来填补沉默。

• 帮助患者实现一些小目标：撑过疼痛、恶心或虚弱一天，然后撑过一周，接着再撑过一个月。如果你们考虑或谈论太多未来，它会变得太过抽象。小的、可实现的目标更好。

• 让患者说话，不要插话。让他们表达他们的情绪，毫不隐瞒，不用担心他们听起来会是什么样的（无论是害怕、崩溃、暴怒还是恐惧）。

• 你照顾的患者可能要悲伤一段时间。这是癌症诊断之后的一个自然的阶段。关于悲伤的不同阶段的更多信息，参见第三章"应对'拒绝接受'和其他情绪波动"部分。

• 尽量不要在患者面前表现出很疲惫或掩饰的表情，更不要流露出崩溃的情绪。这样只会在这种本来就已经很不真实的场景中给患者带来更多压力和负疚。如果你真的感到疲惫，离开房子，去外面散个步，或者去朋友家跷起脚看会儿比赛。关于这个场面，我很欣赏我的一位幸存者朋友的一句台词。我的幸存者朋友 D 是两个孩子的母亲，有一天，当她在接受治疗时看到她的丈夫躺在沙发上，就说："哦，今天是你得癌症吗？"于是她的丈夫站起来开始帮助她。

• 给床上换上新床单通常是你能为他们做的最棒的事（记得要用无

香的洗涤剂）。如果患者大部分时间都躺在床上，出着汗，感受着自己的悲惨，一床清爽干净的床单可能会让他们很开心。我把这称为"干净床单日"。

必读书目

当你想看书的时候，你可能会想从经历过这一切的人们那里获得激励。"这一切"指的是一个改变人生的健康问题、一个难以置信的障碍，或者一系列似乎不可能发生的情况。下面这些是我摆在床头，并且反复读了好多遍的书。

◎《幸运儿》（*Lucky Man*），迈克尔·J·福克斯（Michael J. Fox）的回忆录

◎《总有些东西》（*It's Always Something*），作者格尔达·瑞德娜（Gilda Radner）

◎《命悬舌尖：一名厨师追求卓越、直面死亡并重新定义我们的饮食方式》（*Life, on the Line: A Chef's Story of Chasing Greatness, Facing Death, and Redefining the Way We Eat*），作者格兰特·阿卡兹（Grant Achatz）

◎《依然是我，没有什么不可能：对新生活的反思》（*Still Me and Nothing is Impossible: Reflections on a New Life*），作者克里斯托弗·里夫（Christopher Reeve）

◎《幸存教训》（*Survival Lessons*），作者爱丽丝·霍夫曼（Alice Hoffman）

◎《连续不断：关于幸存、复原和救赎的二次世界大战故事》（*Unbroken: A World War II Story of Survival, Resilience, and Redemption*），作者劳拉·希伦布兰德（Laura Hillenbrand）

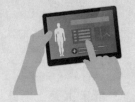

PART Ⅲ
SURVIVAL

第三部分　存活

第十二章　切缘干净

第十二章
切缘干净

◎ 幸 存 ◎

幸存下来的情况十分复杂。不过欢迎加入幸存者俱乐部——根据美国癌症协会的统计，截至 2016 年 1 月 1 日，美国大约有 1600 万癌症幸存者！突然之间，你被开心地推回到这个世界，不过通常已经物是人非，有时候你甚至认不出这个世界。人们会出于好意拍拍你的背，说："结束了！"但是在深陷"癌症王国"数月或数年之后，要回归日常生活可能会非常困难。你的称呼也会改变：前一天你还是个患者，第二天你就成了一名幸存者。这场"公路之旅"已经结束，但是你的心还依然在高速上没下来。

作为一名幸存者，你活下来了，但是通常你不会从医生那里得到无疫健康证明书或是听到"治愈""结束"或"缓解"这样的词语。而且因为就连医生一般也不能或不愿说出未来你的健康状况到底会怎么样，你只能陷入不断拼凑各种信息，并试图不要过于担心复发，同时展望未来的状态。我的非霍奇金淋巴瘤幸存者朋友的心态是这样的：每次她的嗓子痛，她都会想到最坏的可能性，而她其实已经被告知治愈五年了。你很难摆脱生活在恐惧中的状态，这是癌症圈子之外的人很少能够理解的感受。要舒服地享受幸存状态，或者用我喜欢的说法——"繁荣状态"，需要时间。

我经常感觉自己在离开很长时间之后再次踏上了这个星球，就像宇航员在执行完一年的太空任务之后回归的感觉。你回来了，而且你还能认出一些东西，但是你曾去过你几乎无法向其他人描述的地方。我把它称为"再次回归"，"再次回归"要花的时间可能超出你的预期。

◎ 后续计划 ◎

在你被"放回"这个世界之前，要再列一个向医生提问的问题清单。这会让你获得一种安全感，知道有人会支持你，尤其是在你担心复发问题的时候。如果你的主治医生不止一位的话，你就会更加迷惑，不知道哪位医生开了哪些药，也不知道如果有医疗方面的问题时应该去问哪一位。在经历过频繁地看诊和身边不断有医疗专业人士的生活之后，连续几个月都不用去看诊会让人害怕。这也是癌症令人啼笑皆非之处。

如果在治疗结束后，你的肿瘤科医生不再担当你的直接联系人了，在最后一次跟他见面时可以问下面这些问题：

• 我应该约诊哪位医生，什么时间比较合适？

• 我需要找一位新的熟悉癌症幸存者需求的全科医生（GP）或初级护理医师（PCP）吗？

• 我需要在什么时间做哪些后续检查？

• 谁来给我开需要吃的药？

• 有什么我需要注意的症状吗？

• 保险能报销后续护理吗？

◎ 创伤后应激障碍（PTSD）◎

大部分人以为创伤后应激障碍是跟战争相关的疾病，由严重的紧张或心理创伤引发的，但是它实际上也是癌症幸存者及其家人身上常见的病症。根据确切定义来说，它指的是在紧张的（通常危及生命）事件发生后形成的一系列症状。美国国家癌症研究所对创伤后综合征（PTS）的定义与创伤后应激障碍类似，但是没有后者严重。创伤后综合征可能会在治疗期间或之后的任何时间出现。其症状包括极度焦虑、震惊、回想麻烦的事件、出现吓人的想法、避免与人交流，以及失眠，这些都需要加以关注。出现这个问题不足为奇，因为癌症就是一连串的压力。如果你自己或你爱的人出现创伤后综合征的症状，要跟医生谈一谈，让他们给你推荐心理医生或精神健康专家。创伤后综合征会让人变得虚弱，尤其是在患者本来就要面对疾病和治疗的压力的时候。针对该病症的治疗方法包括冥想等放松的方式，还有参加互助小组和药物治疗等。根据美国国家癌症研究所的统计，抑郁会影响 15% ～ 25% 的癌症患者，并且它也会导致前述类似的症状。

美国国家癌症研究所发现，那些"患有较晚期癌症、经历过漫长的手术、过去受过精神创伤或患过焦虑性障碍的乳腺癌幸存者"更有可能被诊断患有创伤后应激障碍。癌症复发也是导致创伤后综合征的因素之一。创伤后综合征是由某种"触发器"激发的——看到的东西或闻到的气味引发的某些回忆。当我去医院探望朋友时会深刻感受到这一点。当我坐在塑料椅子上，听到"哔哔"的声音，闻到化学药品的气味时，我很难不再次回想起我自己生病时的一些场景。在长达6个月的时间里，我也无法回到我妈妈的房子，因为我就是在那里接到确诊通知的。那种回忆太痛苦了。美国国家癌症研究所称，创伤后综合征一般会在最初的创伤过后3个月时表现出症状，不过也可能会在几年后表现出来，而且癌症幸存者及其家人应该接受这方面的长期监测。找到一位熟悉创伤后综合征和抑郁症的精神健康专业人士对于幸存后的生活非常重要。

◎ 复　发 ◎

担心复发或癌细胞卷土重来是很多幸存者的真实想法。这是可以理解的，但是这种想法不应该主宰你作为幸存者的生活。为了消除你的担心，可以问你的肿瘤科医生以下几个简单的问题：

- 我的癌症复发的风险有多大？
- 我可以做什么来降低风险吗？
- 我该做哪些避免复发的监测？

在经历过癌症之地的"公路之旅"后要回到家中，可能需要注意一系列问题。以下是必须了解的几点：

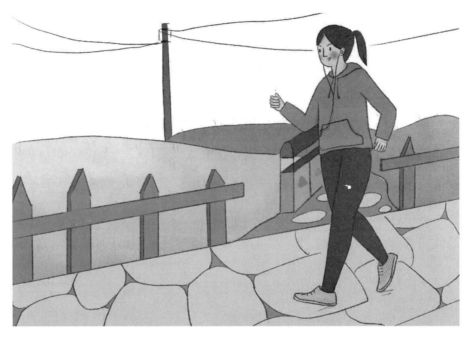

运动对幸存者来说很关键！每周按照美国卫生与公众服务部推荐的从温和到剧烈的运动，锻炼时间达到150分钟是一项标准。

不过也要问问你的肿瘤医生，看他们是否有针对你的具体情况所推荐的运动

后续扫描检查

根据你的癌症阶段和类型，确定后续扫描检查的时间和频率，不过一般定为每三个月一次，然后缩减到每六个月一次，最终变成一年一次。这些扫描一般为 CT、PET 或 PET-CT 组合扫描。有些癌症类型需要持续的筛查（血液检查或扫描检查）或终身服药，而有些类型的患者什么都不用做，除了每年做一次检查。被释放回这个世界会让人感觉自由，同时却又感到害怕。如果你一直担心复发问题，不要吃惊（或自责不已），这种情况

很正常。在癌症患者中,焦虑情绪很常见。关键在于保持镇定,并与你的肿瘤科医生保持良好关系,这样他们就可以让你平静下来,探讨你担心的问题。

生活方式的变化

作为幸存者,你可能需要增重、减重或保持体重。一些研究显示,癌症幸存者通常吃得过多或体重过重。恢复或保持体型并不仅仅是为了穿上某一条裤子,过度肥胖可能会让你的身体产生过量激素,影响到那些可能会促进肿瘤生长的因子。运动对幸存者来说很关键!按照美国卫生和公众服务部推荐的标准,每周进行适度或高强度的训练,时长要达到 150 分钟。不过也要问问你的肿瘤科医生,看他们是否能推荐针对你的个人情况的合适运动。幸存之后的每一天,我都要散步 30 分钟——这是我的一天中雷打不动的一部分。如果你没有条件在家附近散步,也许能通过医院或社区获取一些资源,比如说费用可以走保险报销的物理治疗。有些健身房会向癌症患者提供免费的周卡,有些则提供会员卡折扣(一般你只需要出示肿瘤科医生开具的证明信即可)。或许可以找一位采用浮动制计费的私人教练,让他教你一些基本的锻炼方式,然后你自己在家练。如果你想游泳或者上水上运动课程,考察一下你家附近的公共泳池。它们通常会对癌症患者或幸存者提供优惠或折扣。运动有很多种形式,舞蹈课、瑜伽或普拉提也许最适合你。在你的社区也许还有当地篮球、垒球或足球协会。再强调一下,花一点精力进行调查可能会带来极大的收获。幸存者之队(team-survivor.org)是一个非营利组织,在美国很多城市和地区设有分支机构,专注于女性癌症幸存者的团体健康项目。去他们的网站搜索在你所住的区域是否有适合的项目。"我们能划船（WeCanRow）"是威斯康星州麦迪逊市的坎普兰德尔划船俱乐部运营的项目，为女性癌症幸存者提供划船和运动训练。还有"在基督教青年会坚强活下去（Livestrong at the YMCA）"，他们在美国 400 多个不同地方为癌症幸存者提供连续 12 周的健身项目，可以访问 Livestrong.org 查找离你最近的分部。找到你喜欢的运动，然后行动起来吧！

制订并坚持适合你的健康计划可能需要专业人士的协助，还需要咨询营养专家。很多医疗中心提供健康项目的价格折扣，它们一般都拥有营养、生理健康和心理健康方面的专业人士。一定要问问你的医生或护士，看你所在的医疗中心有没有这种项目。你的医疗保险公司或工作单位也许也能提供锻炼项目。

口耳相传也能让你获得比预想的更多的信息，你的孩子的科学老师也许知道一家开设晚间课程的武术工作室，或者你的姐姐的同事也许有私人健身训练方面的经验。老话说"勤问必有所得"，还是值得一试的。跳出常规思维，不要害怕开口询问。也许你所在的社区存在比你想的更多的资源。最糟糕的情况就是遭到别人拒绝，可是说真的，最最糟糕的情况你都已经撑过来了，还怕这一点小挫折吗？

后续手术

为后续手术做规划也是幸存生活的一部分。如果你是一名已经接受乳房再造术的乳腺癌患者，跟你的整形医生谈一谈，看看需要注意哪些可能症状，了解一下后续护理的注意事项。需要认真对待乳房植入术，有些女性需要两三次手术才能达到最佳效果。有些类型的植入物需要定期更换，记住这一点很重要。

骨质疏松

骨质疏松就是骨质流失。癌症治疗可能会对骨头产生负面影响。

随着年龄增长,我们的骨质会流失,但是较年轻的癌症患者会因为某些治疗而更早地经历骨质流失,比如化疗和放疗。当重构骨骼的细胞的新生速度赶不上死亡速度时,就会出现骨质疏松,导致骨头变脆变细。骨矿物质密度(BMD)检测是一种无痛的低辐射量 X 线检查,被用来建立基准。该检测一般可以通过医疗保险报销。根据检测结果医生可以对症下药,比如让你增加补钙剂量,严重时需要进行药物治疗。

激素替代疗法(也被称为 HRT 或 HT)

激素替代疗法是用于女性癌症患者的一种存在争议的疗法。从 20世纪 90 年代开始,激素(雌激素和孕激素)被开进处方,用于缓解更年期女性的潮热等症状,激素对预防骨质疏松可能也有效果。不过,在 2002年,妇女健康协会发布了一项长期研究的结果,对激素的这种用法提出了质疑,并提示了涉及的风险问题(例如心脏病、乳腺癌和中风)。

激素疗法被用于更年期前后的女性,可以在其他癌症治疗的前期、中期、后期使用。它可以被当作辅助治疗或新辅助治疗方法(参见第二章“癌症术语 2:你将会反复听到的医学术语”的定义)。激素药物一般是以药片形式给药的,氟维司群是一个例外,它是注射液形式,需要在医院诊室注射。

在决定是否进行激素治疗时,有很多因素需要考虑,包括血栓史、子宫癌和卵巢癌的风险,以及乳腺癌所处阶段。根据乳腺癌的具体类型不同,你可能在开始阶段服用一种药物,几年后又换成另一种类型的药物。乳腺癌患者需要服用某种形式的激素药物平均时长达 5 年。

常用的三种类型激素治疗药物：

芳香酶抑制剂（AI）：芳香酶抑制剂类药物会阻碍雌激素的生成。来曲唑（又名弗隆）是常见的该类药物。

选择性雌激素受体调节剂（SERM）：他莫昔芬是最有名的一种。类似他莫昔芬的较新的化学药物被称为依西美坦。查阅美国国家癌症研究所网站可以获取更多信息。参见第二章"癌症术语2：你将会反复听到的医学术语"部分，了解更多关于他莫昔芬的信息。

雌激素受体下调剂（ERD）：氟维司群（氟维司琼）是最常见的一种。

以上只是对一个复杂并且有些争议的话题的简单介绍，你可以咨询你的肿瘤科医生或妇科医生。

淋巴水肿

如果你在接受乳腺癌治疗，必须注意淋巴水肿的风险。淋巴水肿的风险取决于治疗类型。同时接受手术和放疗两种治疗的乳腺癌患者出现该问题的风险较高。除了乳腺癌之外，淋巴水肿可能在头部、颈部、骨盆或腹股沟处出现。

淋巴结是豌豆大小的组织，共同构成淋巴系统。淋巴结和淋巴管汇集和输送淋巴液（其中包含蛋白质、白细胞、盐分和水分）到整个身体。当一个淋巴结被通过手术切除时，淋巴管也会被切除，这将会改变该侧身体的淋巴液的流动。在有些情况下，身体两侧的淋巴结都会被切除。当淋巴液的流动发生变化时，剩下的淋巴结和淋巴管就会超负荷运作，如果它们无法排出淋巴液，淋巴液就会堆积起来，导致肿胀。出现在胳膊或腿部的肿胀会让你感觉皮肤发紧，这是淋巴水肿的症状之一。淋巴水肿一般会随着时间的过去慢慢形成,可能会在化疗或手术后几个月甚至是几年后出现。

有创意的感谢信

为每一个在这场公路之行中帮助过你的人写感谢信似乎有些艰巨,尤其是当这场公路之行持续了一年多的情况下。下面是几种比用笔写字更有创意(可能对你来说也更少消耗体力)的表达你的谢意的方式:

◎ 用你在治疗期间或之后的照片,或是你跟朋友或家人(或者宠物)的合影做成的明信片。

◎ 让你的孩子画一张画或者制作一张卡片,这样你可以复印后发给你的"支持小组"。

◎ 如果你想省去信封和邮费的话,可以写一张感谢卡片,扫描后通过电子邮件发给你的圈子。

◎ 如果你是一名面包师或家庭厨师,可以做一些你最喜欢的混合香料或饼干。把它们装进袋子里,用漂亮的丝带扎起来,然后送到朋友和邻居家里。如果你不能开车,可以走路去,或者让你的伴侣或配偶开车送你去!

◎ 以所有帮助过你的人的名义向你喜欢的慈善事业捐款。

◎ 不要忘记感谢你的医疗团队!给医生的办公室、医院、实验室、治疗中心——你接受治疗的地方,寄一张卡片,并附上感谢的话语。我现在依然会给我在这场公路之行中遇到的每一位医生和护士寄送节日卡片。我想告诉他们,我还活着,而且对他们非常感激!

淋巴水肿是无法治愈的,因此预防很关键。如果你做过手术,外科医生应该会给你讲解淋巴水肿的症状及预防措施。如果你做过放疗,放射科医生应该会提醒你淋巴水肿的风险。关于淋巴水肿的预防有很多需要注意的问题,因此最好专门跟医生约一下,以便了解详细信息。

带着淋巴水肿的风险生活下去是我要加到清单中的又一项。它改变了我运动、旅行,甚至是去杂货店购物(我再也不能拎购物袋了)的方式。进行调整和采用变通方法(例如送货上门)是我的应对方法(再加上一点点抱怨和不满)。

◎ 激素和更年期 ◎

癌症、治疗的各种副作用……就在我以为我经历的已经够多的时候,我不得不面对另外一个重大问题:更年期。对于被确诊妇科癌症并进行治疗的女性来说,一个常见的副作用就是立即绝经。手术引发的更年期是由切除卵巢或(和)子宫造成的,因为切除卵巢或(和)子宫会减少体内的雌激素和孕激素分泌。卵巢内含有的卵细胞会分泌某些种类肿瘤生长需要的激素,因此切除卵巢会减缓或停止这些种类肿瘤的发展。有时候输卵管也会被切除,这被称为输卵管卵巢切除术。不过由于雌激素只能通过卵巢来分泌,而雌激素在促进骨形成中作用巨大,因此做过卵巢切除手术的女性骨折的风险更高。

要面对另外一系列的副作用真是让我生不如死。进入更年期可能导致潮热、失眠、盗汗、体重增加、情绪波动、面部多毛、性欲降低和阴道干涩等症状。除了忍受这一切之外,跟你的妇科医生探讨一些各种症状,也许能找到解决方案。比如说,一种叫作文拉法辛的药物可以治疗严重潮热。更年期一般的持续时间为 5～8 年，但是如果你提前进入更年期的话，持续时间可能为 3～10 年。

这些都是激素惹的祸，包括那些无伤大体但是同样让人烦恼的症状，比如面部毛发问题。出现在你的下巴和脸上的粗糙的毛发被称为成人毛，是由更年期雌激素和雄激素不均衡（雌激素下降，雄激素持续生成）造成的。有一种处方类局部用乳膏可以控制毛发生长，或者你也可以采用打蜡除毛、镊子拔毛或电解除毛等非医疗类手段。

◎ 枕边话 ◎

对于接受过针对妇科癌症以及胆囊等身体靠下部位的癌症的化疗、放疗和手术的女性来说，阴道干燥和阴道萎缩是常见的症状。这会影响你的性生活，甚至是日常生活。这是幸存生活的一部分——你可能会真的想要再次过上性生活！阴道本身的皮肤随着女性年龄增长会变薄，加上又受到化疗和更年期的影响，甚至还有一个术语来描述更年期后痛苦的性生活，叫作"性交疼痛"。

幸存者一般不会提及这些挥之不去的副作用——这并不是一个适合在餐桌上谈论的话题。不过在此强调一下，这个问题是存在治疗方法的。在医疗界有很多关于对癌症患者和幸存者使用雌激素产品进行治疗的辩论，你可以找到大量相关信息。含有雌激素的药物会释放少量雌激素，而且只有少量会被吸收到血液循环之中。其副作用可能包括阴道出血、乳房疼痛和恶心等。跟你的肿瘤科医生谈谈性生活的问题，还可以咨询一下下面这几种药品：

阴道用雌激素霜：这种药膏会通过促进生成骨胶原重建阴道和尿道内壁的膜。它一般会在三周内见效。它也可以用于治疗阴道外部区域的干燥和发炎。倍美力（Premarin）和雌二醇（Estrace）是两个常见的该类药物品牌。

阴道用雌激素环：这个环由患者自己塞入阴道内。雌二醇阴道环（Estring）和醋酸雌二醇阴道环（Femring）是两个常见的该类药品品牌。

阴道片剂：这种药由患者塞入阴道内，每周两次。诺坤复（Vagifem）是常见的该类药物品牌。

奥培米芬：这是一种片剂形式的不含雌激素的处方类药物。该药物在阴道中相当于雌激素，提供持续的润滑。

在柜台可以购买的、对性交有帮助的非处方类产品是润滑剂，品牌包括 Luvena 和 Replens。这两种产品都不含雌激素，Luvena 还不含甘油和防腐剂。K-Y 和 Yes 也是常见品牌。纯椰子油或杏仁油也可以，不过在使用这些油时，一定要非常注意保管卫生问题：使用前必须清洗双手或戴手套，以确保不会将细菌带入瓶中。

阴道理疗，这可能听起来不同寻常，不过有很多理疗师可以帮助女性使用非药物的方法来恢复阴道的感知能力。让你的医生推荐一位理疗师，这些费用也许可以通过医疗保险来报销。

还有，一定要跟你的肿瘤科医生谈一谈节育的问题。在治疗期间怀孕（或受孕）是有可能的，出于很多原因，这对你（患者）和胎儿来说也许不是理想状态。无论你是正在接受治疗的患者，还是一名幸存者，如果你有性生活,一定要确保采用获得医生首肯的预防措施!

对于癌症患者和幸存者来说,出现与性相关的生理和心理问题很常见。要找回原先的"轨迹",对男性(经历过睾丸癌、前列腺癌或身体靠下部位癌症的男性可能会面对相似的性功能障碍)和女性癌症患者来说都有可能是个大问题。觉得"新的自己"没有魅力或感觉不自在很常见,尤其是那些手术后身体与之前不一样的患者。你可能不再享受过去喜欢的那些乐趣,但是这并不意味着没有其他亲密接触的方式。从小处开始:你可以通过买一些让你觉得自己很性感的新内衣、睡衣,跟你的伴侣安排一些独处的时间来开始回归卧室之旅。如果跟伴侣讨论你对性的感觉会让你觉得不自在的话,就找一个能跟你一起谈论这个话题的人。你可能会感觉极其孤立和烦恼,找到能够理解你的感受的另外一名幸存者(或是医生、理疗师)会让你感到安慰。一些癌症中心会向幸存者组织性健康培训项目。如果你是单身,并且在治疗结束后准备与某人约会,跟一个新对象建立亲密关系,可能避免不了要讨论你的健康问题——为什么你留着短发?那个伤疤是怎么回事?这些问题可能会让你不知所措。在这个方面,幸存者小组极其有帮助,你们可以交换技巧、建议,讲述各自的故事,却完全不用担心会被评头论足。交谈、发泄和沟通——交流类似性这种经常被回避的话题的关键就在于敞开心胸、诚实以对。更多关于性的信息,参见第九章"'你去扔垃圾':癌症与婚姻"部分。

无论你是单身还是处于一段稳定的恋爱婚姻关系中,不要贬抑你想要倾诉性话题的感觉,这是真实合理的情绪,也是你作为患者和幸存者的生活的一部分。

◎ 见面和问候：遇见其他幸存者 ◎

如果过去你在忙着应对自己的癌症"公路之旅"，没有机会联系其他癌症患者的话，现在就是建立联系的最佳时机。各种癌症类型、各个年龄段都有幸存者小组。参与募款活动是遇见你所在地区的幸存者（和患者）的途径之一，不过这并不意味着你非得跑个慈善马拉松才能跟他们建立联系。幸存者可以通过一切可以想象的方式聚集到一起。我遇到过的一位女性通过夏威夷的"希望粉色桨手"项目认识了一群乳腺癌幸存者。她们每周两次一起划独木舟，而且欢迎所有癌症患者参加。我听说在我们县有个非营利组织（To Celebrate Life, www.tocelebratelife.org），每年都会举办时装秀募款活动，由乳腺癌患者和幸存者担当模特。我是通过一位护士了解到这个信息，并且在网上申请加入的。最初我还有点担心需要盛装打扮，踩着高跟鞋，在明亮的灯光下走秀，不过我遇到了一群最不可思议的女性，并且找到了一些朋友，现在我们已经成为永远的朋友。那场活动真的是我一生中最惊喜的活动之一。连着六周，我们每周末都要为了那个重要的夜晚进行练习。那天晚上的表演者有老有少，有光头的也有长发的，体型和身高也形形色色，我们所有人在台上都面带微笑、昂首阔步，在台下 300 名观众的欢呼声中迸发出勃勃生机。我从来都没想过，我还能再次感觉自己很漂亮，那一刻是我幸存生活的转折点。

如果你觉得（精神上和体力上）能够胜任的话，可以到癌症相关的非营利组织、项目或医院做志愿者，这样可以充分利用你的经验和时间。有非常多的项目需要志愿者，从为患者织帽子、送饭，到将你的狗认证为医疗犬,然后把它带到医疗中心的候诊室。既然你已经看到了患者需要哪些东西,你也许能辨认出身边的朋友或亲人中是否有人需要建议、需要陪伴,或者需要帮忙照看孩子几小时。你知道怎么做才能对他们有所帮助。

◎ 准备好做"非常之事" ◎

准备好疯狂一把——或者不疯狂!我上过踢踏舞课,骑过超快速奔跑的马,在200个人面前发表过演讲,学过扔棒球,还在地中海里游过泳。我的一些幸存者朋友跑过马拉松,开始学习画画,去阿拉斯加、墨西哥或斐济实现了梦想之旅。有些朋友则重新整理了整个人生。有些人搬家,有些人换了工作或职业,有些再次宣誓进入婚姻殿堂,有些则提交了离婚申请。如果这件事——这场癌症"公路之旅"——把你带到了以前完全意想不到的地方和处境,不要吃惊。

在我完成这场三连胜(输液、手术和放疗)之后,我做过的最疯狂的事就是养了一只小狗!我高中时最好的朋友和我开车2小时去接回了这只可爱的3.5千克重的小毛球。我和丈夫曾经谈过养一只达尔马提亚狗,随后就接到电话说有一只小狗需要领养,我立刻就答应了。这只名叫"探戈"的小狗带来了纯粹的快乐,让我(和家人)经常来到户外,积极运动。就像作家爱丽斯·霍夫曼(也是癌症幸存者)在她精彩而又沉痛的著作《幸存的教训》中说过的那样:"养小狗绝对不会是错误,不过它通常会带来一片混乱。"无须多言。

PART IV

第四部分

后 记

后　记

自 2016 年 6 月起，我可以畅享生活了！我的身份既是一名幸存者、茁壮成长者，同时也是母亲、妻子、女儿、妹妹和朋友。我心怀感激，我无所畏惧（在合理范围内）。我在便利店排队的时候更友善了。我认同和接受更多的事物（同时也拒绝更多事物）。我会在日程安排时留出更多的空余时间，用来进行心血来潮的活动。我不再把事情暂放一边，等待更好的时机或"恰当的"时机再做——现在就是最好的时机。

在用药方面，2015 年 5 月，我非常激动地宣布，我可以结束服用临床试验化疗药物了！我的肿瘤科医生建议我停用，因为它可能会引发长期副作用（例如继发癌症）。我依然在接受激素治疗，而且每三个月要见一次肿瘤科医生，进行血液检查，每六个月要进行各种扫描检查。这些扫描结果都显示没有复发迹象。

我更加明智地利用自己的时间，减少清理堆积杂物的车库之类的时间，更多地花时间陪孩子一起在水坑里跺脚、在后院搭建童话小屋。我开始平静地接受这个事实：我们不知道——真的永远也不会知道——癌症会不会回到我的生活，但是我知道，我拥有世界上最棒的肿瘤科医生，如果我再次需要他的时候，他会做好准备。还有关于临床试验药物维利帕尼的最新进展：它已经进入第三阶段测试，并且被用于十几种不同类型癌症的治疗试验。它很有希望对其他癌症患者像当时对我一样有效，并且成功进入市场。我一直在关注和期待。

回到做一名母亲的生活真的太棒了，我把这看作是一种重新来过。我错过了儿子蹒跚学步时期的好几个月，我们花了一段时间才熟悉彼此。我的女儿依然还会问我什么时候我的头发才能长回"正常的"长度，什么时候我才能停止吃药。但是随着时间推移，我已经想出了更好的回答。

调整和接受我的身体状况所花的时间则超出了我的预期。我不能再做倒立这种瑜伽动作了，但是我还可以爬山和遛狗。我不能抱起我的孩子，但是我可以牵着他们的手。我可以在万圣节的时候帮忙挑选南瓜，即使我不能把它们提起来。在调整期那段时间，我很难不去回忆生病之前的状态，现在有时候也还是会这样做。回忆那些过去的日子很伤感，那些不需要吃药的日子，那些没有疼痛、不需要每日午睡的日子，我也很难做到不去频繁地回头张望，看看癌症是不是在那里悄悄逼近。我的身体每次出现疼痛、肿块或是奇怪的反应，都需要进行检查，以防万一。这是一种新的感受。

我每天内心怀有的深深的感恩之情是难以描述的。我在尝试着把它传递给其他患者，帮助他们缓解焦虑，提供安慰。并且在任何可能的时候，利用我宝贵的时间来教我的孩子了解这个世界，教他们去生活，去给予，去快乐地起舞。

最开心，以及最难过的时刻

从被确诊那天开始，我的一些开心和难过的时刻：

开心：我的姐姐对我说"你是独一无二的"。

开心：坐在我女儿身边，一边看太平洋上的日落，一边喝着气泡水。

开心：洛杉矶一个加油站的收银员给我买了一张彩票，因为我"可以用到它"。

开心：意识到有很多人在过去和现在一直努力让我活下去。

开心：卷起牛仔裤的裤脚，在沙滩上奔跑躲避浪花。

开心：在我三十岁生日那天，在海滩上找到三个外形完美的海胆。

开心：感受着风吹过我化疗后新长出的几缕发丝。

开心：亲吻我的孩子，跟他们说晚安。

开心：从房地产经纪人手中接过我们第一座房子的钥匙，这是我们在我结束放疗几个月后买的。

开心：观看我姐姐拍摄并制作的我的"确诊癌症一周年"视频剪辑（一边还流着泪）。

开心：为我的肿瘤科医生授予一项医院奖项，并有机会在他的同事面前感谢他。

难过：意识到每一分钟真的都很重要。

难过：在治疗期间，切牛油果时切到手指，缝了五针。我自己开车去了附近的医院，用纸巾包着受伤的手指。当我躺在急诊室的轮床上，试图向主治医生拼凑出我的过往病史时，那是整个"旅程"中最漫长的时刻之一。

难过：在化疗后得了病毒性胃肠炎，在室内停车场吐了出来。

难过：在我出门接受化疗时，我们家被盗（我丈夫的传家宝被偷走了）。

难过：想到我的孩子会叫别人"妈妈"。

难过：在我手术的前一夜亲吻我的孩子说晚安。

难过：在双侧乳腺切除术之后，看着护士解开绷带。

难过：我们的车就停在我家前面的车道上，却被偷了，里面还有孩子们的安全座椅和我的残障人士停车牌。

难过：结束长达 13 小时的手术后，在凌晨一点钟，忍受一个完全不称职的护士在昏暗的灯光下尝试给我插导管。我告诉他放弃吧，换个护士过来。

记录你的开心和难过时刻：

_____

_____

_____

PART V

第五部分

备注

资源

备　注

◎ 药物表格示例 ◎

下页是一份药物表格示例,你可以用来创建你自己的服药追踪记录。不管你使用哪种表格,一定要包含每种药物的以下信息:名称(包括品牌名和类属);剂量(以毫克为单位,还有一天中的服用时间);药片或液体的颜色;药物相互作用;你开始服用该药物的日期;服用该药物的原因。

◎ 向你的肿瘤科医生咨询的问题示例 ◎

	药品数量	药品形式	是否服用	周一	周二	周三	周四	周五	周六	周日
早上（7点钟）										
药品名称（品牌和类属）	2	片剂								
昂丹司琼（枢复宁）	1	胶囊								
药品名称	1	片剂								
下午（2点钟）										
药品名称										
药品名称										
备用药物（可以白天服用）										
药品名称										
药品名称										
晚上（8/9点钟）										
药品名称										
药品名称										
药品名称										

虽然每种类型的癌症都有特定的问题组合，但仍有一些通用的你应该咨询肿瘤科医生的问题，我将其总结如下。你可以将你自己想问的问题添加到该清单，添加时要想一想"谁、何事、何时和过程如何"这几个方面。

• 要进行什么样的测试？这种测试有什么用？我什么时候能得到测试结果？

• 我有哪些可选治疗方案？你了解更先进的治疗备选方案吗？比如说临床药物试验。

• 这种治疗方案有什么副作用？

• 你治疗过多少个这种类型癌症的患者？

• 你和你的办公室如何帮助我应对我的治疗？包括财务和保险问题、通过办公室或医疗中心可以获得的医疗资源或替代疗法、心理或癌症社会工作者资源。

• 你的办公室或医疗中心使用电子邮件吗？还是我们将通过电话来沟通？是否有电子邮件系统？如果有，我如何设置账户？这个系统如何运作？

• 我将会在哪里接受治疗？

• 我的"治疗团队"中都有谁——专家、护士？谁是直接联系人？谁是非工作时间联系人？

• 如何开药物处方？是否可以通过电话来开同样的药物？

患者"备忘清单"示例

姓名：

出生日期：

病历号：

医疗保险计划及号码(以及联系电话)：

过敏史(药物过敏或其他过敏，如食物过敏)：

任何已知的对药物的不良反应：

在服用药物(处方药和非处方药，包括维生素、补充剂等)：

血型：

血压：

初级护理医师及其联系方式：

咨询过的其他医生及其联系方式：

住院记录(何地／何时／何故)：

手术记录(何地／何时／何故)：

最近一次经期时间(针对女性)：

怀孕和生育记录(针对女性)：

家族病史：

紧急联系人(姓名及其联系方式)：

是否有预先医疗指示(AMD)：

资　源

在美国的癌症患者可以通过公立或私立机构获得众多资源，等你去发现。这时候就要使用互联网了，既可以寻找资源，又可以帮助统筹组织。即使是最鲜为人知、最罕见的癌症类型，也能找到基金会和支持者。

我尽可能在下文中列出主要资源，不过我强烈建议你和你的"团队"探索你可能需要的任何东西——从家庭疗养活动到幸存者登山之行，还有寻找购买假发或处方药物的资金支持。

因为我得的是乳腺癌，所以这里列出的针对乳腺癌的资源比较多。不过除非注明，以下资源都适用于所有成年癌症患者，不分男女。

◎ 通用服务和国家组织 ◎

美国脑瘤协会：www.abta.org，（800）886-2282

美国脑瘤协会（ABTA）是一个全国性组织，其资助脑瘤研究，并为患者和照顾者提供教育材料和资源。

美国癌症协会（ACS）：www.cancer.org；（800）227-2345

这是一个全国性非营利组织，提供广泛的援助，其工作包括癌症病例和医疗研究、患者支持、资金筹集，以及组织全美范围内的活动。其网站语言为英语、西班牙语和包括中文在内的几种亚洲语言。你还可以与美国癌症协会的代表在线聊天，或寻找你所在地区的美国癌症协会办公室。该协会还运营"温柔关爱"（TLC，Tender Loving Care）项目，出售假发和乳房假体等脱发和乳房切除术后用品。"温柔关爱"（TLC）项目网址：www.tlcdirect.org，（800）850-9445。

美国肺脏协会：www.lung.org；（800）586-4872

这个全国性的非营利组织提供肺脏健康和疾病相关的信息、教育材料和宣传。他们还向肺癌患者提供特定资源，包括一份"行动指南"、一个幸存者互助社区和"肺力量"（Lung Force）项目，通过"肺力量"项目，患者和幸存者可以分享他们的故事。网站还提供西班牙语网页。

美国临床肿瘤学会（ASCO）：www.asco.org，www.cancer.net

美国临床肿瘤学会是肿瘤科医生的会员组织，成立于1964年，为研究提供专业的指导方针和支持。它们的网站（www.cancer.net）以患者为导向，提供当前癌症研究、临床药物试验和器具方面的可靠、详细信息。Cancer.net 也有手机端软件。

美国甲状腺协会：www.thyroid.org；（800）849-7643

美国甲状腺协会（ATA）是一家致力于预防、研究甲状腺疾病的非营利组织，提供甲状腺疾病方面的信息资料，包括甲状腺癌相关的教育材料和治疗准则。甲状腺癌是 20 ～ 39 岁的青年人所患的一种常见癌症。甲状腺协会所提供的教育材料也有西班牙语版。

肿瘤学社会工作者协会（AOSW）：www.aosw.org，（847）686-2233

肿瘤学社会工作者协会（AOSW）是一家国际性的肿瘤学社会工作者组织。他们的网站提供资源列表、涵盖各类患者问题的博客，以及针对患者的注意事项。

Be the Match：www.bethematch.org；（800）627-7692

一个非营利组织，为白血病患者提供广泛的服务和资源，包括美国国家骨髓捐赠计划运营的"申请配对注册"项目，该项目将患者与骨髓和脐带血捐赠者匹配。其提供的教育材料也有西班牙语版。

CancerForward：www.cancerforward.org；（713）840-0988

作为"面向癌症幸存者的基金会"，CancerForward 是一家专注于癌症幸存者的非营利组织，拥有面向各个年龄段的癌症幸存者的资源和互助小组。该网站是由一位休斯敦的乳腺癌幸存者在 2010 年创建的，提供幸存问题相关的有用链接。

癌症互助社区：www.cancersupportcommunity.org，（888）793-9355

这个非营利组织为癌症患者提供全球性的互助网络，从如何与你的孩子谈论癌症问题、临床试验、关于癌症话题的教育手册（坦诚交谈，Frankly Speaking About）到在线聊天。该组织是由健康社区（The Wellness Community）和吉尔达全球俱乐部（Gilda's Club Worldwide）合并而成。

亲爱的杰克基金会（Dear Jack Foundation）：www.dearjackfoundation. org

该基金会由音乐家和白血病幸存者安德鲁·麦克马洪建立，是一个非营利组织，为年轻的成年癌症患者和幸存者（18～39岁）提供救助方案、拨款和资源。他们的"人生计划"（LifeList）项目会帮助患者实现一个愿望，从参加电视节目录制到给他们的孩子建造一个娱乐设施。其运营的"呼吸此刻"（Breathe Now）瑜伽相聚项目将会在美国多个城市推出，目的是向癌症患者和幸存者介绍瑜伽、呼吸训练和冥想。

Lacuna Loft：www.lacunaloft.org

这个基于网络的非营利组织是由一位霍奇金淋巴瘤幸存者创建的，旨在"为年轻的成年人提供癌症相关资源，无论你身在何处"。他们为18～39岁的患者、幸存者和照顾者提供各种在线支持。该组织的目标是终结癌症患者常见的孤立状态，提供有关治疗期间约会和性行为、运动和营养等话题的相关信息。该组织还有读书俱乐部、日记小组和写作小组。

白血病和淋巴癌协会：www.lls.org；（914）949-5213

这是一个全国性的非营利组织，在各地设有分会，致力于"与白血病抗争"。他们提供关于白血病的详细教育信息，并且还为患者和照顾者提供对等互助等资源。该组织网站也提供西班牙语版。

美国国家癌症信息中心：（800）227-2345

该中心由美国国家癌症协会运营，全天无休地为患者提供信息服务。除了英语，该中心还提供西班牙语和其他语言协助。

美国国家癌症研究所（NCI）：www.cancer.gov，（800）4-CANCER（1-800-422-6237）

这是一个获取医疗说明和癌症护理极其有用的资源。患者还可以通过在线聊天获取帮助。

美国国家临终关怀和姑息护理组织：www.nhpco.org,（800）658-8898

该组织为面临生命终结并作出放弃治疗决定的患者提供详细的资源、教育和支持。

美国国家卫生研究院（NIH）：www.nih.gov

该研究院负责监管美国国家癌症研究所和美国疾病控制中心。它还在马里兰州贝塞斯达设有一个小型临床实践中心，治疗一些患有罕见癌症类型的患者，这种治疗也是研究的一部分。这里也是查找临床试验名单的一个良好资源。

美国国家同性恋癌症网络：www.cancer-network.org

该项目为同性恋、双性恋和变性人癌症患者提供支持和资源。

Nueva Vida：www.nueva-vida.org；（202）223-9100

这个非营利组织致力于为那些拉丁美洲移民的癌症治疗全程提供帮助——从诊断到幸存后的生活。该组织在美国东海岸大西洋中部地区设立了三个办公室，为患者提供服务。提供的教育材料包括英语和西班牙语版本，该组织网站为西班牙语。

口腔癌基金会：www.oralcancerfoundation.org,（949）723-4400

该基金会由口腔癌幸存者布赖恩·希尔创办，目的是向大众普及口腔癌知识，同时为患者提供教育资源，例如财务计划支援、医疗保险信息和临床测试信息。除了资助口腔癌研究和提供患者支持外，该网站还为口腔癌患者提供一个安全的患者在线聊天论坛。

Stupid Cancer：www.stupidcancer.org；（877）735-4673

这个非营利组织由一位年轻的脑癌幸存者创办，专门为年轻的成年癌症人群（18～39岁）提供支持。该组织位于纽约市，为患者和幸存者提供广泛的服务、支援和活动。

睾丸癌协会：www.testicularcancersociety.org，（513）696-9827

睾丸癌协会由俄亥俄州的一位睾丸癌幸存者创办，为被确诊得了睾丸癌（这是18～35岁男性最常患的癌症类型）的患者提供支持和资源。

厄尔曼癌症基金会（The Ulman Cancer Fund for Young Adults，UCF）：www.ulmanfund.org，（888）393-3863

这个位于巴尔的摩的非营利组织是由一位癌症幸存者创办的，面向15～39岁的癌症患者和幸存者。该组织提供一系列支持服务，包括同伴连接、面向患者和幸存者的大学奖学金、患者指导支持、幸存者运动支持。该组织还为在马里兰州和华盛顿地区接受治疗的患者提供直接支持。

美国食品药品监督管理局（FDA）：www.fda.gov，（855）543-3784

美国食品药品监督管理局是关于药物和医疗设备信息的可靠来源，其职能为负责对药物副作用、药物安全性、临床试验进行监督管理，以及审批新药物等。其网站还提供关于药物安全处置的信息。〔美国食品药品监督管理局下属于美国卫生与公众服务部（HHS）。〕

◎ 财务、咨询、法律及就业资源 ◎

CancerCare：www.cancercare.org；（800）813-4673

CancerCare 是一个全美组织，为受到癌症影响的人们提供资金援助（包括面向乳腺癌患者的 AVONCares 直接资金援助项目），并提供出版物及其他资源。

癌症资金援助联盟（CFAC）：www.cancerfac.org

癌症资金援助联盟是一个全国性的组织，为患者提供资金援助。该组织提供了一个全美癌症资金援助资源的数据库，可以按照诊断结果和资源类型进行搜索。

Cancer for College：www.cancerforcollege.org；（760）599-5096

这个非营利组织由因两度患癌被截肢的幸存者克雷格·波拉德创办，为所有被美国和波多黎各自治邦的任意大学录取、各个年龄段的癌症幸存者和被截肢者提供奖学金。受助者需要在线申请。

癌症法律资源中心（Cancer Legal Resource Center）：www.disability-rightslegalcenter.org/cancer-legal-resource-center，（866）THE-CLRC（1-866-843-2572）

癌症法律资源中心作为洛杉矶残障人士权利法律中心的一部分，为癌症患者和医疗保健专业人士提供保险、就业和其他癌症相关法律问题的信息和教育。

癌症和事业（Cancer + Careers）：www.cancerandcareers.org

这个非营利组织旨在帮助身在职场的癌症患者，包括提供教育材料、研讨会和职业指导。

平等就业机会委员会（EEOC）：www.eeoc.gov，（800）669-4000

该委员会的网站上提供了癌症患者在职场权利方面的信息。（该网站还有西班牙语以及其他6种语言版本。）平等就业机会委员会设有15个办公室。

GiveForward：www.giveforward.com

这是一个在线筹款平台，通过该平台，个人可以免费创建一个网页来请求资金援助。网站还有一个专门的版块，用于为癌症患者和医疗账单筹集资金。他们对款项支付平均收取 5% 的服务费。

HealthWell Foundation：www.healthwellfoundation.org，（800）675-8416

这个独立的非营利组织帮助患有改变生活的慢性疾病的患者支付自负额、保险费和医疗费用。该组织规定了一些例外情况，因此要查看其网站了解详情。

HOPE for Young Adults with Cancer：www.hope4yawc.org

这个非营利组织为 18 ～ 40 岁的年轻癌症患者提供资金支援、特别活动、资源引导和信息方面的帮助。

美国国家器官移植基金会（NFT）：www.transplants.org，（800）489-3863

这个基金会为需要器官移植（包括骨髓和干细胞移植）的患者提供资金。

美国国家遗传咨询师协会（NSGC）：www.nsgc.org

该协会提供美国遗传咨询师的名单。

拉尔夫·劳伦癌症护理中心（Ralph Lauren Center for Cancer Care）：www.ralphlaurencenter.org，（212）987-1777

该中心与纽约市的纪念斯隆－凯特琳癌症中心合作，提供转诊和口腔保健、心理治疗、法律等服务。其中心的护理引导员会与护士和工作人员配合,为癌症患者提供从诊断到幸存的全程指导。目前该中心项目适用于纽约市所有行政区的患者。该中心接受很多的保险计划,并且还为符合条件的患者提供资金支援项目。通过其官网或热线电话可以预约。

◎ 药物和治疗援助 ◎

援助基金(The Assistance Fund):theassistancefund.org;(855)845-3663

该基金为患有慢性疾病的患者提供价格较高的药物的资金支持。

好日子(Good Days):www.mygooddays.org

帮助患有慢性疾病的患者支付医疗保险外的自费药物部分。

美国国家患者支持基金会(National Patient Advocate Foundation,PAF):www.npaf.org

该基金会帮助患者应对保险公司、雇主以及他们拖欠医疗债务的其他人,并且能帮助患者解决申请临床药物试验或报销处方药物被拒的问题。

NeedyMeds:www.needymeds.org;(800)503-6897

提供有患者援助项目的药厂信息,可以帮助那些无力支付药物费用的患者通过药物生产商低价或免费获得药物。

处方援助合作伙伴(Partnership for Prescription Assistance):www.pparx.org,(888)477-2669

帮助符合一定条件、缺少处方药物保险的患者通过患者援助项目获得他们需要的药物。

患者机会网络基金会（Patient Access Network，PAN）：www.panfoundation.org，（866）316-7263

该基金会资助癌症患者支付治疗相关的自付费用。

患者服务有限公司（Patient Services，Inc.，PSI）：www.patientservicesinc.org，（800）366-7741 PS

该公司为患有慢性疾病的人提供医疗保险费用、自付金额和旅行费用方面的援助。需要在线申请。

PfizerRxPathways：www.pfizerrxpathways.com；（866）706-2400

辉瑞制药公司设立的患者援助项目。该项目帮助符合条件的患者低价或免费获得辉瑞药物，并提供保险咨询和自付费用援助。该项目与美国各个州的健康诊所和医院合作，可以通过邮政代码查询。需要在线申请，网站也有西班牙语版本。

RxHope：rxhope.com；（877）267-0517

帮助患者低价或免费获得处方药物。

StudyConnect：www.BMSStudyConnect.com；（855）907-3286

该网站由百时美施贵宝（Bristol-Meyers Squibb，BMS）生物制药公司运营，提供该公司赞助的临床研究的相关信息。

◎ 面向治疗期间的患者的资源 ◎

美国儿童与青少年精神病学会（American Academy of Child and Adolescent Psychiatry，AACAP），aacap.org

这是一个儿童和青少年精神科医生的专业组织，其网站内容包括帮助家庭跟各个年龄段的儿童谈论癌症问题的信息，以及详细的资源版块。其提供的材料还有西班牙语和中文版。

癌症家庭救济基金（Cancer in the Family Relief Fund）：www.cancer-familyrelieffund.org

这是一个慈善组织，鼓励身患癌症的父母或监护人，并对其子女进行资金援助。这些资金可以支持儿童的课余活动，让他们的父母可以专心接受治疗和恢复。可以在线提交申请。

凯森营（Camp Kesem）：campkesem.org；（260）225-3736

"凯森营"是一个免费夏令营项目，面向父母正在接受癌症治疗或因癌症去世的儿童。由受过特别培训的大学生组织，在美国有 62 个分会。夏令营活动面向 6 ～ 16 岁的儿童，在大学校园进行为期一周的"外宿"活动。

Kids Konnected：www.kidskonnected.org；（800）899-2866

这个非营利组织由一位癌症患者的儿子创立，为家长提供跟孩子谈论癌症的指导，并为儿童和青少年提供相关资源。该组织还在加州举办免费夏令营活动，面向 7 ～ 13 岁、父母被确诊患癌症或因癌症去世的儿童。

◎ 头发和个人护理 ◎

美国癌症协会假发银行热线（American Cancer Society Wig Bank Line）：（877）227-1596

该项目为在癌症治疗中失去头发、需要帮助的女性患者提供免费的假发。

癌症也有魅力（Cancer Be Glammed）：www.cancerbeglammed.com

该网站专门为癌症患者提供非医疗类必需用品，从浴袍、睡衣、癌症礼物篮到护肤用品。该网站的创办者是人生直接受到癌症影响的两位女性，她们的目标是帮助患者"有尊严、自尊和风雅地恢复健康"。

头发女王的光环假发（Chemo Diva Halo Wig）：www.chemodiva.com；（813）451-8401

该网站会用患者自己的头发定制假发。详细说明参见其网站。假发费用可以由医疗保险报销。

DigniCap：www.dignicap.com；（877）375-8070

这是唯一一个经过美国食品药品监督管理局批准的冷帽头皮冷却系统（参见第六章的"头发：光头和美丽"部分）。DigniCap 网站提供面向患者和医疗保健工作者的详细信息，以及一份可以提供该冷帽的输液中心的名单。

容光焕发（Look Good Feel Better，LGFB）：www.lookgoodfeelbetter. org，（800）395-5665

该组织由美国个人护理产品协会于 1989 年创立，目的是帮助癌症患者在接受治疗期间，通过小组、个人和自助训练，改善皮肤的变化和脱发等问题，增强自信。这个无品牌项目从属于美国癌症协会，项目志愿者都是美容业专业人士。可以在线查询或拨打其 24 小时热线电话。

Lymphedivas：www.lymphedivas.com；（866）411-3482

Lymphedivas 是由雷切尔·莱文·托洛克塞尔（她已经因乳腺癌去世）

发起的,目的是"为淋巴水肿患者提供符合医学要求的时尚",并向淋巴水肿患者出售一系列压缩衣物。现在该公司由雷切尔的弟弟和父母(她的父亲是一位内科医生)经营。

拉辛的星期一(Mondays at Racine):**www.mondaysatracine.org**;(631)224-5240

位于纽约市艾斯利普的拉辛护理中心每周一为癌症患者提供沙龙服务。这个癌症护理项目是由店主辛西娅·桑森和她的四个亲姐妹一起创立的,她们目睹了自己的母亲经历癌症治疗的过程。拉辛的灵感来源是奥斯卡提名最佳短片《拉辛的星期一》(Mondays at Racine)(我推荐的必看影片),影片中记录了癌症患者在治疗过程中失去自己的头发的场景。拉辛项目激励了美国其他水疗中心和美发店成立分支项目。辛西娅·桑森为其他美发店创作了一个工具包,让它们可以打造自己的"星期一"活动。你可以查看其网站,查看它们的"星期一沙龙"名单,也可以直接咨询你所在地区的美容院或水疗中心,看看它们是否提供相似的项目。

Nearly You:**www.nearlyou.com**,(866)722-6168

Nearly You 汇集了一些乳房切除术相关的用品,包括多种义乳、泳衣和术后用品,例如背心式内衣。其网站提供详细的测量指导,患者还可以通过线上或电话获得协助。

潘婷美丽秀发(Pantene Beautiful Lengths):**www.pantene.com**

该项目于 2006 年启动,收集真发为女性癌症患者制作假发。宝洁公司旗下的潘婷与美国癌症协会的假发银行项目合作,负责分发这些假发。

访问其网站,可以了解如何捐献头发的详细信息。

企鹅冷帽(Penguin Cold Caps):**www.penguincoldcaps.com**

这是一家冷帽制造商,其产品可以帮助患者减轻在治疗期间的脱发情况(更多信息,参见第六章的"头发:光头和美丽"部分),该制造商直接面向患者提供冷帽租赁服务。你可以通过电话客服进行咨询,也可访问网站了解详情。

UV Skinz: www.uvskinz.com;(877)UV-SKINZ(887-5469)

这家防晒衣物公司是由朗达·斯帕克斯创办的,她的丈夫死于皮肤癌。从儿童衣物到成人衣物,所有产品的防晒指数都为 SPF50+,这是保护皮肤免受日晒伤害的最高指数。

◎ 其 他 ◎

关怀之桥(CaringBridge):**www.caringbridge.org**

"关怀之桥"是一个非营利组织,让出现健康问题的人可以免费创建一个网站来接受捐款和祝福,用户也可以通过网站协调给患者送食物等协助性工作。它还包括一个日记版块,患者可以在那里写博客。这个网站没有广告,而且是私密性质的。

餐桌谈死亡(Death Over Dinner):**www.deathoverdinner.org**

这是一个帮助人们谈论他们希望如何死亡的组织,换句话说,就是帮你谈论"你永远都想避免的最艰难的谈话"。该网站由迈克尔·赫布创办,提供循序渐进地准备进行这场晚餐谈话的指导说明,包含书面材料和一段视频。

艾米丽·麦克道尔工作室（Emily McDowell Studio）：www.emil-ymcdowell.com

这是霍奇金淋巴瘤幸存者、艺术家艾米丽·麦克道尔创办的一家文具礼品公司。其产品中有一种"同情卡"，这是你最想送给癌症患者，也是他们最想收到的那种卡片。该卡片可以通过网站和线下纸品商店购买。

帮助之手（Lotsa Helping Hands）：www.lotsahelpinghands.com

这是一个线上资源，可以用来创建个人日历，帮助患者安排食物、家务和其他任务。创建"社区"是免费的，而且任何加入这个社区的人都可以认领你列出的任务，提供帮助。

我的生命线（MyLifeLine）：MyLifeLine.org

这个非营利组织是由一位卵巢癌幸存者创办的，为癌症患者及其照顾者提供免费、私密、个性化的个人网站。患者可以创建网页来撰写最新进展，创建日历来规划需要帮助的时间，或者创建捐款页面来获得治疗资金。

PillPack：www.Pillpack.com；（855）745-5725

这是一个位于新罕布什尔州曼彻斯特的提供全套服务的在线药房，按日期将药物用不同的盒子打包寄送，以方便患者管理多种药物。你只需要支付标准的自付金额，邮寄免费。PillPack 出售大部分药物，以及各种非处方药物。注意：他们不提供二级管制类处方药。

Wellist：www.wellist.com；（855）935-5478

这是一个免费在线资源，让癌症患者及其朋友和家人可以与他们需要的非医疗服务建立联系。Wellist 有食物递送和家庭保洁等服务的个性化推荐，还有整合治疗和互助小组等支持性服务。Wellist 提供大波士顿地区的当地推荐，以及 400 多项全美各地的服务推荐。该网站还提供叫作"Wellistry"的礼物登记服务，以便让家人和朋友了解如何更好地为患者提供支持。Wellist 上的捐款会直接转给患者，只需要支付一点点处理费用。Wellist 还提供电话和电子邮件支持。

◎ 生育资源 ◎

两个人的希望（Hope for Two）：www.hopefortwo.org；（800）743-4471

这是一个国际非营利组织，致力于帮助被确诊癌症时已经怀孕的女性，为其提供情绪和教育方面的支持。该项目自称为"癌症怀孕者的网络"。

Inspire：www.inspire.com

Inspire 网站提供在线患者社区，为面临或正在应对不孕不育问题的癌症患者提供互助小组。

"坚强活下去"基金会（Livestrong Foundation）：www.livestrong.org/we-can-help/fertility-services

该基金会提供一系列生育方面的服务，包括为癌症患者捐赠生育药物、提供对癌症患者有折扣的生育中心名单，以及关于一些癌症疗法对生育能力的影响的风险计算信息。

美国国家综合癌症网络（National Comprehensive Cancer Network，NCCN）：www.nccn.org

美国国家综合癌症网络是专注于癌症患者护理和研究的 26 家顶级

癌症治疗中心的非营利联盟。其网站以文字等形式来提供财务问题、医疗保险报销和治疗教育方面的资源，还提供了一份在线"翻页手册"，展示控制生育的各种方案。

癌症生育协会（Oncofertility Consortium）：www.oncofertility.north-western.edu

这个网站提供了一份可以接受有癌症史的夫妇的领养机构名单。

拯救我的生育能力（Save My Fertility）：www.savemyfertility.org

这个网站及其苹果手机应用为有癌症相关生育问题的男女，以及孩子被确诊癌症的父母提供广泛的信息。该网站由美国内分泌协会于1997年创建。

◎ 众筹网站 ◎

注意：下方列出的所有众筹网站都允许创建不设最低限额和截止时间的网页，因此只要你需要，这些筹款页面会一直保持活跃状态。

它们还提供手机 APP，这样你就可以通过手机来跟踪资金筹集的情况。

CrowdRise：www.crowdrise.com

CrowdRise 允许个人和非营利组织免费创建众筹网页。他们收取捐款总额的 3% 作为服务费。

援助我（GoFundMe）：www.gofundme.com

这是一个在线众筹网站，收取每笔捐款的 8% 左右作为服务费。

IndieGoGo: www.indiegogo.com

IndieGoGo是一个国际性众筹网站，收取捐款总数的5%作为服务费。

YouCaring: www.youcaring.com

作为一家"富有同情心的众筹网站"，YouCaring对募集的捐款不收取任何费用，唯一的手续费是贝宝公司（PayPal）收取的。

◎ 本地服务组织 ◎

类似天主教慈善会（Catholic Charities USA）和犹太社会服务组织（Jewish Social Services）这样的本地服务或志愿组织可能会提供资金援助、食物递送或食物发放援助。这类组织有些提供资金来帮助报销癌症治疗的费用，还有一些提供旅行或药物等特定服务的援助。

你所在的县或市社会服务机构可能可以提供一般的援助项目，包括食物、住宿和其他服务。很多城市都有紧急救助基金，专门用于癌症患者或者患有重大疾病的人员。可以查询你的城市的具体信息。

◎ 旅行的临时住宿援助 ◎

航空护理联盟（Air Care Alliance，ACA）：www.aircarealliance.org；（888）260-9707

该组织负责维护一份由志愿者飞行员和慈善航空集团提供的免费运输服务名单。

航空慈善网络（Air Charity Network）：www.aircharitynetwork.org；（877）621-7177

该组织通过美国的志愿者飞行员网络，为有需要的人们协调安排免费乘坐不增压的小飞机进行航空旅行。

天使联航组织（Corporate Angel Network）：www.corpangelnetwork. org，（866）328-1313

该组织利用企业专机的空座位,将癌症患者、骨髓移植接受者和捐赠者免费运送到目的地。一名家庭成员可以陪你一起飞行。需要按你的就诊时间提前三周在线登记飞行需求。

天空中的足迹（Footprints in the Sky）：www.footprintsflights.org；（303）799-0461

这个位于科罗拉多州首府丹佛市的非营利组织是由约翰尼·兰格伦创立的。为患者及其家庭成员或照顾者提供企业专机或私人飞机的免费飞行。需要在线填写飞行需求表,并支付35美元的申请费。

医疗服务网络（Healthcare Hospitality Network，Inc.，HHN）：www. hhnetwork.org，（800）542-9730

这是200个非营利组织的联盟,为远离家乡接受治疗的家庭及亲人提供住宿和其他支持服务。

希望之家（Hope Lodge）：www.cancer.org/treatment/ supportprogramsservices/hopelodge，（800）227-2345

"希望之家"由美国癌症协会运营,为癌症患者及其照顾者在其他城市接受治疗时提供免费住所。目前在美国一共有30个希望之家。

乔的家庭（Joe's House）：www.joeshouse.org；（877）563-7468

"乔的家庭"是一个非营利组织,"为癌症患者提供住宿指南",包括有折扣的酒店和汽车旅馆的名单。

飞行员生命线（LifeLine Pilots）：**www.lifelinepilots.org**；（800）822-7972

通过"飞行员生命线"，志愿者飞行员可以贡献时间或捐赠金钱，给那些需要免费飞行来获得持续治疗、诊断和后续护理的人们。需要在其网站上提交飞行需求和申请。

怜悯医疗天使（Mercy Medical Angels，MMA）：**mercymedical.org**，（888）675-1805，（757）318-9174 A

作为"慈善医疗运输系统"，该组织为有需要的患者协调安排各种交通方式，包括飞机和地面交通。"怜悯医疗天使"管理着几个患者飞行服务组织，并与之合作开展工作。

美国国家患者旅行中心（National Patient Travel Center）：**www.patienttravel.org**，（800）296-1217

该中心为需要旅行援助的癌症患者及其家人提供长途旅行相关的信息。

患者空旅服务（Patient AirLift Services，PALS）：**www.palservices.org**；（888）818-1231

这是一个非营利的志愿者飞行员网络，成立于 2010 年，为需要诊断、治疗或后续检查的患者或因人道原因需要帮助的个人免费提供航空运输服务。该组织位于纽约，自成立后已经提供过上万次免费飞行。

◎ 研究基金会 ◎

乳腺癌研究基金会（Breast Cancer Research Foundation，BCRF）：

www.bcrfcure.org，（866）346-3228

这个非营利组织为乳腺癌研究——涉及 200 多位研究人员——提供资金，并为提高公众对乳腺癌认知的项目提供赞助。这是了解当前乳腺癌研究情况的可靠来源。

为生命骑行（Cycle for Survival）：www.cycleforsurvival.com

该非营利组织为罕见癌症（根据美国国立卫生研究所统计，约 20 万美国人受罕见癌症影响）的研究筹集资金。该组织每年二三月份会举行骑行活动，筹集的所有资金会直接转给纽约市的纪念斯隆－凯特琳肿瘤中心，用于癌症研究。

吉米基金（The Jimmy Fund）：www.jimmyfund.org

该基金会为波士顿的达纳法伯癌症研究所筹集资金，用于资助癌症护理与研究工作，包括临床试验和患者幸存项目。

罗拉·玛斯亚卵巢癌基金（The Laura Mercier Ovarian Cancer Fund，LMOCF）：lauramercierovariancancerfund.org

这个非营利组织是由该品牌联合创始人罗拉·玛斯亚和总裁兼首席执行官克劳蒂亚·波西亚于 2012 年创立的，提供资金来支持卵巢癌研究，以及面向卵巢癌患者和患卵巢癌风险较高的女性的教育。该公司还将罗拉·玛斯亚品牌的某些化妆产品的收益全部捐赠给这个基金。该基金会还与英国、加拿大和法国的非营利组织合作。

卵巢癌研究基金联盟（Ovarian Cancer Research Fund Alliance，OCRFA）：www.ocrfa.org，（212）268-1002

该非营利组织是个新成立的组织，合并了卵巢癌研究基金和卵巢癌国家联盟。其使命是预防和治疗卵巢癌,并资助这方面的研究。其网站提供英语和西班牙语的教育材料,并提供社区"发布墙",可以发布幸存者故事和对逝者的悼词。该组织还在美国各地举行筹款活动和社区活动,以获得研究资金。

◎ 乳腺癌组织 ◎

非裔美国人乳房护理联盟(African American Breast Care Alliance):aabcainc.org;(612)825-3675

这个组织为美国非裔乳腺癌患者提供社交、情感和教育支持。

乳腺癌行动(Breast Cancer Action,BCA):www.bcaction.org,(877)2-STOPBC(877-278-6722)or(415)243-4301

这个位于旧金山的非营利宣传组织专注于"健康公平"和终结"乳腺癌的蔓延"。其为乳腺癌患者提供各种各样的资源和教育。

亮粉色(Bright Pink):www.brightpink.org

该非营利组织致力于乳腺癌和卵巢癌的早期预防,并为医学院提供"粉色伙伴"导师、外联小组和教育材料。

卡蕾基金会(The Carey Foundation):www.careyfoundation.org

这是由癌症患者琳达·卡蕾和她的丈夫鲍勃创立的基金会,致力于为乳腺癌患者、幸存者及其家人提供资金援助。该基金会募集的资金会以补助金的形式,直接分发给有需要的人,以支付医疗保险未报销的部分,比如儿童看护和交通费用。该基金会还建立了"芭蕾舞裙项目"(Tutu Project, www.thetutuproject.com),以促进乳腺防护意识,并帮助为基金会筹款。

Comadre a Comadre Project: www.comadre.unm.edu；（505）277-0111

该组织位于阿尔布开克市的新墨西哥大学,面向西班牙和拉丁美洲移民乳腺癌患者及其家人。该组织提供教育材料、帮助患者联系相关服务和资源,并提供互助和群体支持。他们提供的材料有英语、西班牙语两种版本。

For3Sisters: www.for3sisters.com

该组织是由一位三个姐妹都死于乳腺癌的消防员创立的。它为乳腺癌患者提供教育内容,以及指导资源的项目。需要在线申请。

超越乳腺癌协会（Living Beyond Breast Cancer，LBBC）：www.lbbc.org，（855）807-6386

这是一个非营利组织,为乳腺癌患者提供支持和信息。该组织提供热线求助电话、在线研讨会、现场会议和一些特殊项目,例如面向 45 岁以下确诊女性患者的倡议。

沙舍莱组织（Sharsheret）：www.sharsheret.org；（866）474-2774

"沙舍莱"是由一位乳腺癌患者创办的非营利组织,为年轻的犹太裔乳腺癌和卵巢癌患者提供资源。该组织拥有面向各个阶段患者的各种各样的资源,包括教育、在线实时聊天支持,以及为照顾者和家人提供的支持。

虎皮百合基金会（Tigerlily Foundation）：www.tigerlilyfoundation.org；（888）580-6253

这个非营利组织位于弗吉尼亚州,是由乳腺癌幸存者玛玛·卡莫创立的，为了帮助 15～40 岁的乳腺癌患者。目标是提供教育、倡导、支持和赋能，更多信息和资源参见他们的网站。

三阴性乳腺癌基金会（Triple Negative Breast Cancer，TNBC）：www.tnbcfoundation.org，（877）880-8622

这是一个专门面向三阴性乳腺癌的非营利组织，致力于疾病研究和患者教育，并为患者和某些高危群体的照顾者提供信息支持，还提供临床试验信息等资源。

青年生存同盟会（Young Survival Coalition，YSC）：www.youngsurvival.org；（877）972-1011

该非营利组织为 40 岁以下的、有乳腺癌患病风险的以及被确诊或幸存的女性人群提供信息和支持。该组织提供美国境内各种各样的信息、项目和筹款活动。

零乳腺癌（Zero Breast Cancer）：www.zerobreastcancer.org

这是位于北加州以社区为基础的非营利组织，致力于乳腺癌的研究和环境公益事业，并向社会提供教育和研究材料。

◎ 一点乐趣 ◎

无论你正在接受治疗还是处于富有生命力的幸存生活中，都希望你能在这场"公路之旅"中能享受一点乐趣，找到可以参与的疗养或探险活动。下面这些专门面向癌症患者及其家人的项目大部分是免费的。你还可以问问你所在的医疗中心或医院，它们有时候也会组织疗养活动。

Athletes 4 Cancer：www.athletes4cancer.org；（415）617-5678

这是个位于俄勒冈州的非营利组织，其在俄勒冈州的胡德山和夏威夷的毛伊岛组织以雪和海为主题的运动疗养活动，还在俄勒冈州举行幸存者疗养活动，面对人群为 18～39 岁的癌症患者。患者必须在完成积极治疗至少三个月后才能开始参与该组织的项目。营地免费，但是不包含旅行费用。需要在线申请。

无尽天空瑜伽疗养项目 - 牛仔女孩 vs. 癌症（Big Sky Yoga Retreats - Cowgirls vs. Cancer）：www.bigskyyogaretreats.com，（406）219-7685

这个项目每年在蒙大拿州的克莱德公园组织一次面向乳腺癌患者和幸存者的疗养活动。这场为期四天的活动包括马术、瑜伽和"全面愈合"活动。参与者通过提名流程来选定，详情参见该组织的网站。

Camp Mak-A-Dream：www.campdream.org；（406）549-5987

该项目全年为癌症患者及其兄弟姐妹提供一系列免费宿营和项目，活动地在位于蒙大拿州的占地 35.2 公顷的牧场上。所有项目都有医疗指导，并接受各个年龄段的患者。该项目不报销旅行费用，不过会向符合资格的申请者提供有限数量的补助金。需要在线申请。

Casting for Recovery：castingforrecovery.org

这个团体在每年 4 月到 11 月期间为女性乳腺癌患者提供免费的周末飞钓疗养活动，具体活动地点视安排而定。感兴趣的患者需要在线申请，参与者通过抽奖系统来选定。

史诗体验（Epic Experience）：www.EpicExperience.org；（855）650-9907

这个非营利组织位于科罗拉多州，为 18 岁以上的成年癌症患者提供为期一周的野外探险活动。需要在线申请。

首降（First Descents）：www.firstdescents.org

该组织的"走出去"项目为年轻的癌症患者（18～39岁，确诊时必须年满15岁）提供免费的探险营活动。在美国境内设有多个活动地点，需要在线申请（符合条件的申请者还可获得旅行奖金）。该组织还为40～49岁的幸存者提供"40+"项目等特殊选项。

粉红希望小屋（Little Pink Houses of Hope）：www.littlepink.org

这个非营利组织为乳腺癌患者及其家人提供度假房屋（还有一些仅限夫妇的方案）。这些房子位于美国各地，患者需要提前一年申请。这场为期一周的免费旅行非常值得一试！需要在线申请。

生活着（Live by Living）：www.livebyliving.org；（303）808-2339

该组织在科罗拉多州为癌症患者、幸存者及其照顾者组织登山、徒步，以及过夜登山和野营活动。其所有项目均免费，需要在线登记。

粉色柠檬水项目（Pink Lemonade Project）：pinklemonadeproject.org

这个组织为乳腺癌患者、幸存者及其伴侣提供疗养活动。疗养项目拥有华盛顿州的肿瘤社工，活动免费，不过不含旅行费用。需要在线申请。

Reel Recovery：www.reelrecovery.net；（800）699-4490

这个组织在多个地点为21岁以上的男性癌症患者（包括处于缓解期的人）提供飞钓疗养活动。每次活动参与人数为20人，工作人员包括心理社交专业人士和专业飞钓人员。需要通过其网站申请。疗养活动免费，不过参与者需要自行支付旅行费用。

史密斯愈合和艺术中心（Smith Center for Healing and the Arts）：www. smithcenter.org，（202）483–8600

该中心在其位于华盛顿的总部外面举办为期三天和七天的疗养活动，还在各个办事处组织研讨会和为期一天的疗养活动。其工作人员有持有执照的心理治疗师。所有癌症患者（包括处于缓解期的人）都可以申请。

斯托希望周末（Stowe Weekend of Hope）：www.stowehope.org

这是在佛蒙特州的斯托市面向所有癌症患者和幸存者举办的年度活动。活动时会提供肿瘤科医生关于癌症最新发现的演讲、艺术和健康研讨会、登山和瑜伽活动。首次参加不收费，包括住宿（手续费除外）。需要在线登记。每年5月第一个周末举行。

True North Treks：www.truenorthtreks.org；（773）972–2367

位于伊利诺伊州的一个非营利组织，为年轻的癌症幸存者提供免费疗养活动。幸存者及其照顾者、配偶等可以参加在美国各地举行的迷你疗养或一周疗养活动。需要在线申请。